安全用药科普丛书

呼吸系统疾病用药小课堂

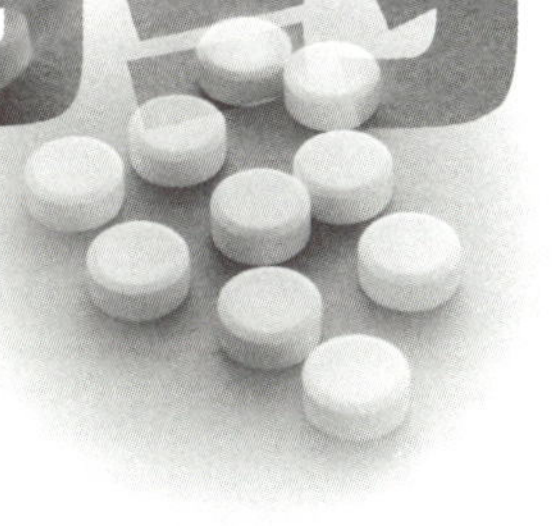

丛书主编　石学敏　赵振宇
主　　编　袁恒杰　李　蒙

天津出版传媒集团
天津科技翻译出版有限公司

图书在版编目(CIP)数据

呼吸系统疾病用药小课堂 / 袁恒杰,李蒙主编. —
天津:天津科技翻译出版有限公司,2023.5
(安全用药科普丛书 / 石学敏,赵振宇主编)
ISBN 978-7-5433-4348-1

Ⅰ.①呼… Ⅱ.①袁… ②李… Ⅲ.①呼吸系统疾病
—用药法 Ⅳ.①R974

中国国家版本馆CIP数据核字(2023)第064478号

声　明

医学是不断发展的科学,疾病的治疗方法和药物的使用方法也在不断改变。本书作者和出版机构尽可能依据目前的权威参考资料,确保本书内容的准确性与时效性。但在医学领域可能存在不同的观点或认识,因此,作者或出版机构无法保证本书所提供的信息完全精准或面面俱到,特别建议读者在阅读本书的同时参考其他相关资料。读者在用药前应认真阅读相关药物的说明书,并遵医嘱使用。

呼吸系统疾病用药小课堂
HUXI XITONG JIBING YONGYAO XIAOKETANG

出　　版:天津科技翻译出版有限公司
出 版 人:刘子媛
地　　址:天津市南开区白堤路244号
邮政编码:300192
电　　话:022-87894896
传　　真:022-87893237
网　　址:www.tsttpc.com
印　　刷:高教社(天津)印务有限公司
发　　行:全国新华书店
版本记录:710mm×1000mm　16开本　6.25印张　110千字
2023年5月第1版　2023年5月第1次印刷
定价:32.00元

(如发现印装问题,可与出版社调换)

丛书编委会

本书编委会

主　编

袁恒杰　李　蒙

编　者　（按姓氏汉语拼音排序）

蓝高爽　李　蒙　彭龙希　宋　鲨　杨　晨　禹　洁　袁恒杰

谢　栋

丛书前言

《"健康中国2030"规划纲要》强调:"健康是促进人的全面发展的必然要求,是经济社会发展的基础条件。实现国民健康长寿,是国家富强、民族振兴的重要标志,也是全国各族人民的共同愿望。"为满足国民主动汲取健康知识的需求,引导公众树立科学的健康理念和疾病防治意识,我们与多家医院的专家们几经探讨交流,最终,在天津市药学会药学服务专业委员会的大力支持下,我们牵头编写了这套"安全用药科普丛书",力求为全民健康贡献一套规范用药的教育和科普指南。

本套丛书选取大众生活中影响最广的常见病进行用药科普释疑,采用问答的形式,图文并茂,内容丰富,深入浅出,让读者理解药物的选择,以及掌握长期服药期间的各种注意事项和生活方式的调整方法。本套丛书不仅适合普通患者及其家属阅读,对于相关医务人员也有一定的参考价值。

此次编写科普丛书,我们深感意义重大。我们希望能够积极参与医学知识普及工作,并用最朴实、通俗的语言,尽最大的努力,让广大读者掌握科学用药的知识。在编写过程中,我们认真撰写,紧扣与大众日常生活关系最密切的问题,用心斟酌语言,力求让广大患者在病情的防治和合理用药知识方面有所收获,重回健康生活,共享美好未来。

我们相信,本套丛书的出版,有助于促进公众健康素养的稳步提高,为推进"健康中国"建设出一份力。

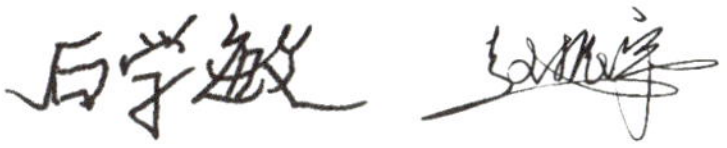

前　言

我们身体内的每一个细胞都需要通过呼吸吸收氧气及营养物质，排出二氧化碳等废物，完成气体交换，维持我们的生命，并使我们保持健康，所以呼吸对我们而言至关重要。

呼吸系统由鼻、咽、喉、气道、肺及胸廓组成。呼吸系统疾病是一类常见病、多发病，包括感冒、流感、气管炎、肺炎、哮喘、慢性阻塞性肺疾病、肺癌等。其主要病变在气管、支气管、肺部及胸腔等，病变轻者多咳嗽、胸痛、呼吸受影响，重者呼吸困难、缺氧，甚至呼吸衰竭而致死。

天津医科大学总医院的药师们搜集了一些大众比较关心的呼吸系统疾病及用药相关问题，通过问答的形式，普及了呼吸系统疾病的类型及特点、相关药物使用方法和注意事项等方面的知识。

本册分为6章，分别介绍呼吸系统疾病的类型、呼吸系统药物的使用、针对不同疾病的用药科普、用药注意事项、呼吸系统疾病患者的健康生活方式及对药师咳喘门诊的介绍。药师们长期从事药学服务工作，根据患者的要求，兼顾专业性和通俗性，力求帮助读者们避免用药误区，安全合理地应用药物。随手翻阅本书，对于广大读者一定会有所裨益。

袁恒杰　李蒙

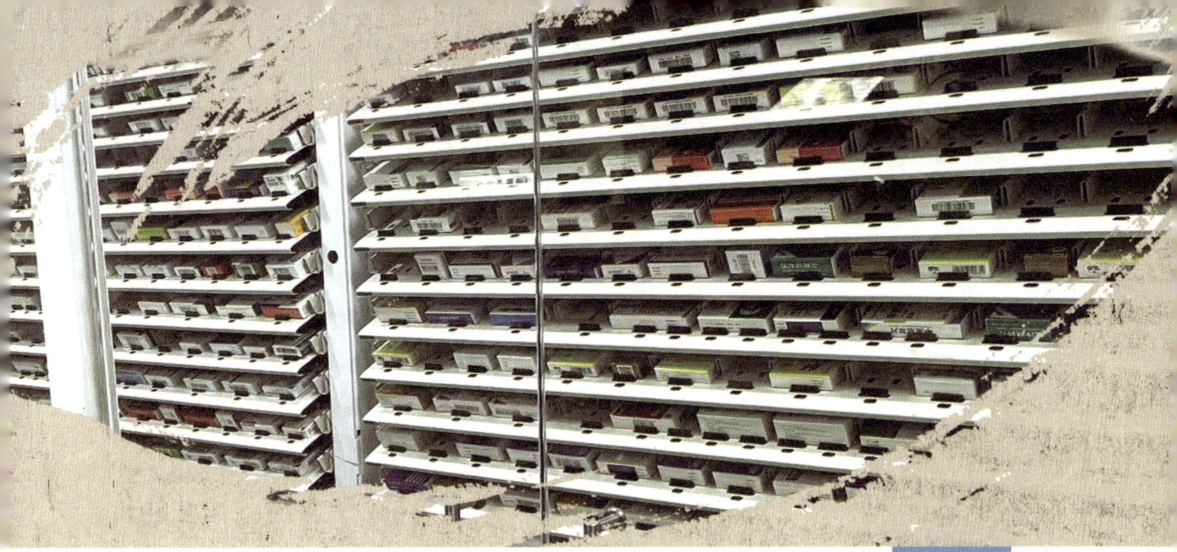

目录

第一章 呼吸系统疾病的类型

第二章 呼吸系统疾病常用药物的类别

第三章 不同类型疾病药物的选择

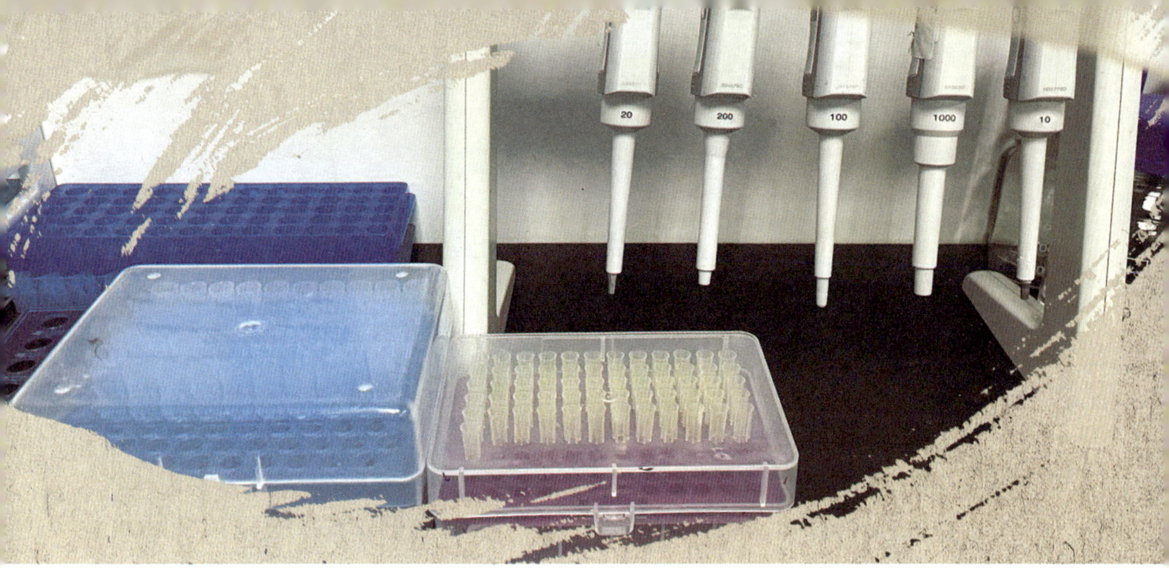

第一章　呼吸系统疾病的类型

什么是感冒?

感冒是一种常见的急性上呼吸道病毒性感染性疾病，分为普通感冒和流行性感冒。

1

普通感冒即急性鼻咽炎，是上呼吸道感染的一个最常见类型。其大部分由病毒感染引起，鼻病毒是最常见的病原体，当然也有其他病毒，如冠状病毒、副流感病毒、呼吸道合胞病毒等，症状以低热和流涕、鼻塞、打喷嚏、咽痛等鼻咽部症状为主。

2

流行性感冒（简称“流感”）是由流感病毒引起的传染病，根据流感病毒的不同主要分为两种类型——甲型流感（简称“甲流”）和乙型流感（简称“乙流”），症状以全身肌肉痛和高热为主，少数患者会发生病毒性心肌炎、肺炎、脑炎等严重并发症。

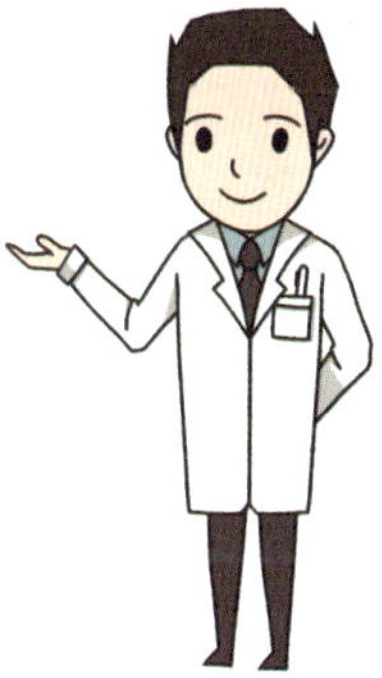

普通感冒和流感的鉴别诊断见表1。

表1 普通感冒和流感的鉴别诊断

	普通感冒	流感
病原体	鼻病毒或冠状病毒等	流感病毒
季节性	季节性不明显	有明显的季节性
主要症状	鼻咽部症状，如咳嗽、流涕、打喷嚏、鼻塞等症状	起病急骤，有高热、畏寒、头痛、背痛、四肢酸痛、疲乏等，不久即出现咽痛、干咳、流涕、结膜充血、流泪等，偶诉腹痛、腹泻、腹胀等消化道表现
体征	一般无异常体征出现	颜面潮红、眼球结膜轻度充血、局部淋巴结肿大、肺部可出现粗啰音
平均病程	7天	5~10天
实验室检查	病毒感染者外周血白细胞数正常或偏低，淋巴细胞比例相对增加，部分患者白细胞总数和淋巴细胞下降	血象可见周围白细胞总数减少，平均约为 $4 \times 10^9/L$，中性粒细胞显著减少，淋巴细胞相对增加。并发肺炎时白细胞总数可能大幅下降，低达 $(1\sim2) \times 10^9/L$

普通感冒的临床表现是什么?

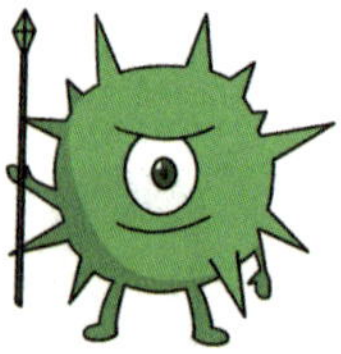

普通感冒是最常见的急性呼吸道感染性疾病，但普通感冒并不“普通”。国内外资料显示，普通感冒可给社会造成沉重的经济负担，并可产生严重的并发症，甚至威胁患者的生命。

普通感冒常在季节交替和冬、春季节发病，起病较急，早期症状以鼻部症状为主，如打喷嚏、鼻塞、流清水样鼻涕等，初期也可有咽部不适，如咽干、咽痒或烧灼感。2~3天后变为稠涕，可有咽痛或声嘶，有时由于咽鼓管炎可出现听力减退，也可出现流泪、味觉迟钝、呼吸不畅、咳嗽、少量咳痰等症状。一般无发热及全身症状，或仅有低热。体格检查可见鼻腔黏膜充血、水肿、有分泌物，咽部轻度充血，胸部检查多无异常。严重者除发热外，还可有乏力不适、畏寒、四肢酸痛、头痛及食欲缺乏等症状。

无并发症的普通感冒一般5~7天可痊愈。老年人和儿童容易出现感冒并发症。伴有基础疾病的普通感冒患者临床症状较重，病程迁延，并且容易出现并发症。

流感的临床表现是什么？

流行性感冒是由流感病毒引起的一种急性呼吸道传染病，甲型和乙型流感病毒每年呈季节性流行，其中，甲型流感病毒可引起全球大流行。全球流感监测结果显示，每年10月，我国各地陆续进入流感流行季节。

流感起病急，虽然大多数病例为自限性，但部分病例因出现肺炎等并发症而进展至重症流感，少数重症病例病情进展快，可因急性呼吸窘迫综合征（ARDS）和（或）多脏器衰竭而死亡。重症流感主要发生于老年人、儿童、孕产妇、有慢性基础疾病的患者等高危人群，亦可发生于一般人群。潜伏期一般为1~7天，多为2~4天。

流感的主要表现为发热、头痛、肌肉痛和全身不适，体温可达39~40℃，可有畏寒、寒战，多伴全身肌肉和关节酸痛、乏力、食欲减退等症状，常有咽痛、干咳，可有鼻塞、流涕、胸骨后不适及颜面潮红、眼结膜充血等。部分患者症状轻微或无症状。儿童的发热程度通常高于成年人，患乙型流感时，呕吐、腹痛、腹泻等消化道症状也较成年人多见。新生儿可仅表现为嗜睡、拒奶、呼吸暂停等。无并发症患者病程呈自限性，多于发病后3~5天逐渐恢复正常体温，全身症状好转，但有的患者会有较长时间的咳嗽和乏力症状。

急性细菌性鼻窦炎的临床表现是什么？

鼻窦炎是指鼻腔黏膜及至少一个鼻旁窦发生的炎症和感染。鼻窦炎为临床常见病，多由病毒引起，其中并发细菌感染者称为细菌性鼻窦炎。

根据病程，细菌性鼻窦炎可分为以下5类：急性型（≤4周）、亚急性型（4~12周）、反复发作的急性型（≥4次/年，每次发作7~10天）、慢性型（≥12周）和慢性鼻窦炎急性发作型(慢性鼻窦炎症状突然加重,治疗后症状缓解至慢性状态)。

急性细菌性鼻窦炎常继发于感冒、上呼吸道感染、过敏性及非过敏性急性鼻炎。空气污染、吸烟、高空飞行气压骤变、游泳、跳水、吸毒亦可导致急性细菌性鼻窦炎的发生。炎症多由鼻腔直接蔓延至鼻窦,故可表现为单窦发病或多窦同时受累。另外,邻近病灶感染,如急性扁桃体炎、上颌磨牙根尖感染或因拔牙损伤窦壁,亦可继发鼻窦感染。鼻腔填塞物留置过久,以及鼻腔内占位性病变,如息肉、肿瘤、鼻窦外伤等,均可导致鼻窦炎。艾滋病、糖尿病等患者可因机体免疫力低下,病原菌经血液循环播散而感染。临床表现分为全身症状和局部症状。

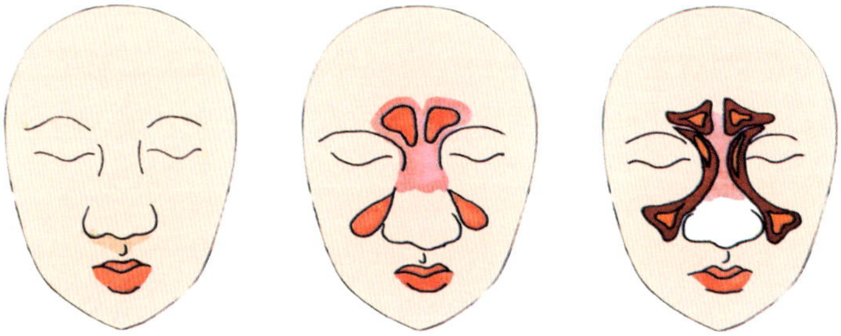

头部　　健康鼻窦　　鼻窦炎

全身症状表现为发热、畏寒、食欲差、烦躁、精神萎靡、便秘等。

局部症状主要包括以下几项。

1. 流涕:大量黏脓或脓性鼻涕可倒流入口,或有恶臭。
2. 鼻塞:患侧持续性鼻塞,擤鼻涕后可暂时缓解。
3. 嗅觉障碍:多为可逆性,炎症消退后可恢复。
4. 局部疼痛和头痛:包括面部、鼻根、眼眶内上角疼痛,按压时加重。头痛较重,当咳嗽、擤鼻涕、低头、用力大便、进行体力劳动时,头部静脉压增高,头痛加剧。使用血管收缩剂滴鼻后,头痛可暂时缓解。

急性咽炎的临床表现是什么?

咽炎是发生于咽部黏膜下组织和淋巴组织的炎症，常为上呼吸道感染的一部分，也可单独发生，病变常波及整个咽腔。咽炎依据病程的长短和病理改变性质的不同，分为急、慢性咽炎。

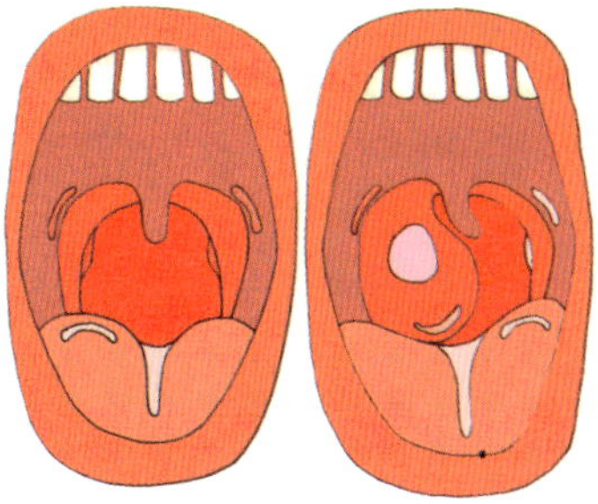
正常咽喉　　咽炎

急性咽炎为咽部黏膜、黏膜下组织和淋巴组织的急性炎症，其病原体多为病毒或细菌。人体在全身或局部抵抗力下降、过度疲劳、烟酒过量或营养不良等状态下，可因飞沫或接触传染而患病，高温及粉尘、烟雾环境也是急性咽炎的重要诱因。急性鼻炎向下蔓延易引发咽炎，常见于冬春及秋冬之交。急性咽炎起病急，初起时咽部干燥、发痒、灼热，继而疼痛，侵及喉部，可伴声音嘶哑和咳嗽。

扁桃体炎的临床表现是什么?

扁桃体炎是发生于扁桃体的炎症。扁桃体位于呼吸道和消化道的上端，易接触自口、鼻进入的病原体，在机体抵抗力下降时，容易受到病原体的侵犯而发炎。

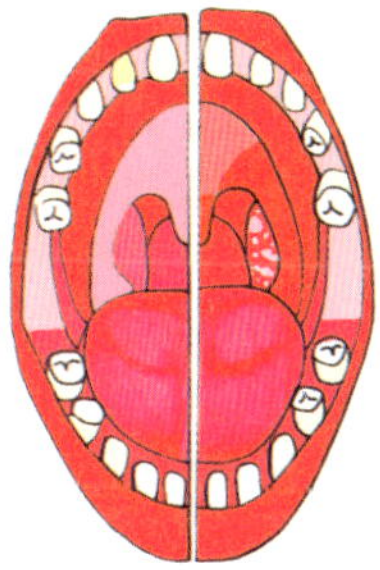

急性扁桃体炎为腭扁桃体的急性非特异性炎症，常伴有急性咽炎，是一种咽部常见病。急性扁桃体炎有传染性，潜伏期为3~4天，可直接接触传染或经飞沫传染，并且传染性通常呈散发性，偶有暴发流行，因此，感染者应适当隔离。本病多发于儿童和青少年，在季节更替、气温变化时容易发病。急性扁桃体炎起病较急，可有畏寒、高热、头痛、乏力、周身不适、四肢酸痛、食欲缺乏、便秘等症状，小儿高热可致抽搐、呕吐、昏睡等症状。咽痛为其主要的局部症状，初起多为一侧，继而可发展到对侧。咽痛剧烈时，吞咽困难，咽痛呈放射性，吞咽时加剧；疼痛严重时可放射至耳部，波及咽鼓管，可出现耳鸣、耳闷、耳痛、耳聋。由于咽部及软腭肿胀，故讲话时言语不清，感觉呼吸费力。颌下淋巴结肿胀、疼痛。如果发展为扁桃体周围炎，还可出现张口受限。

急性气管-支气管炎是什么疾病?

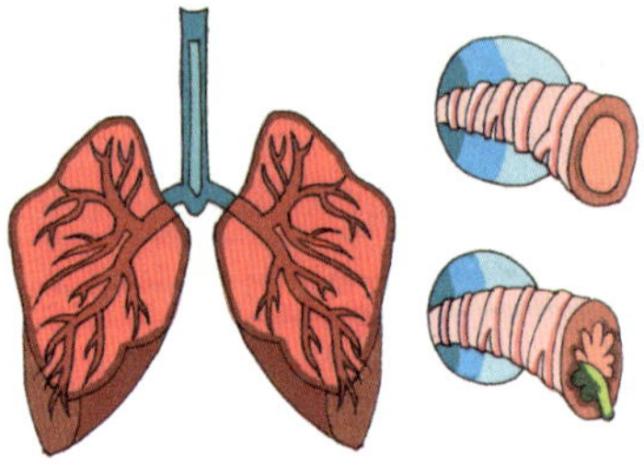

急性气管-支气管炎是由微生物感染、物理性刺激、化学性刺激或过敏因素等引起的气管-支气管黏膜的急性炎症，多为散发性，无流行倾向，年老体弱者易感。本病常发生于寒冷季节或气温突变时，人体受凉或过度疲劳可削弱上呼吸道的生理性防御机制，从而导致感染机会增加，也可由急性上呼吸道感染迁延不愈所致。本病起病较急，全身症状通常较轻，仅有轻度畏寒、发热、头痛及全身酸痛等。起病往往先有上呼吸道感染的症状，如鼻塞、流涕、咽痛、声音嘶哑等。咳嗽开始时不重，呈刺激性，初为少量黏液痰，随后痰量增多，痰由黏液转为黏液脓性。咳嗽加重，偶伴血痰。较重的病例往往在晨起、睡觉体位改变时、吸入冷空气或体力活动后，出现阵发性咳嗽，有时甚至终日咳嗽。急性气管-支气管炎一般呈自限性，发热和全身不适可在3~5天后消退，咳嗽、咳痰可迁延2~3周，如迁延不愈，可进展为慢性支气管炎。伴支气管痉挛时，可有哮鸣、气短，以及程度不等的胸闷、气促。

肺炎的发病原因是什么？发热会导致肺炎吗?

肺炎是呼吸系统感染的常见病和多发病，可由多种病原体引起，如细菌、病毒、真菌、寄生虫等，以细菌感染多见。感染可源自患者自身的正常菌群，常由患者自身抵抗力降低、体内菌群失调、菌群异位等因素引起。某些因素，如上呼吸道病毒感染，机体突然受凉，饥饿，疲劳，醉酒，昏迷，麻醉剂、镇静剂过量和基础疾病，可导致人体呼吸道局部和全身免疫防御系统受损，不能抵抗病原菌的侵袭，从而易发生肺部感染。肺炎的临床表现有呼吸道症状和全身症状。呼吸道症状表现为咳嗽、咳痰、憋喘、胸痛、呼吸加快、呼吸困难等；全身症状表现有发热、乏力、心慌、肌肉酸痛等，严重者伴休克。

发热是正常免疫力与细菌、病毒相斗争的一种反应，可能是肺炎的症状，而不是肺炎的诱因。肺炎的病因有很多，包括细菌、病毒、支原体感染等。由肺炎球菌感染引起的肺炎最为多见。

咳嗽的分类有哪些？

咳嗽是机体的防御性神经反射，有利于清除呼吸道分泌物和有害因子，但频繁、剧烈的咳嗽会对患者的工作、生活和社会活动造成严重影响。咳嗽按照时间的长短通常分为3种类型：急性咳嗽、亚急性咳嗽和慢性咳嗽。急性咳嗽不超过3周，亚急性咳嗽通常持续3~8周，慢性咳嗽往往持续8周以上。咳嗽按照性质又可分为干咳与湿咳。建议以每日咳痰量>10mL作为诊断湿咳的标准。

慢性咳嗽病因较多，通常根据胸部X线检查有无异常可分为两类：一类为胸部X线片显示有明确病变，如肺炎、肺结核、支气管肺癌等；另一类为胸部X线片显示无明显异常，以咳嗽为主要或唯一症状，即通常所说的慢性咳嗽。慢性咳嗽和空气污染密切相关，可引起心血管、消化、神经、泌尿、肌肉骨骼等多个系统的并发症，如尿失禁、晕厥、失眠、焦虑等。我国慢性咳嗽患者以30~40岁年龄段最多，男女比例接近，而欧美地区以50~60岁年龄段最多，并且女性患者比例明显高于男性。

支气管哮喘的临床表现是什么？

支气管哮喘（简称“哮喘”）是由多种细胞及细胞组成成分参与的慢性气道炎症性疾病，临床表现为反复发作的喘息、气促，伴或不伴有胸闷或咳嗽等症状，同时伴有气道高反应性和可变的气流受限，随着病程延长，可导致气道结构改变，即气道重塑。哮喘是一种异质性疾病，具有不同的临床表现。

典型哮喘的临床症状

1 反复发作性喘息、气促，伴或不伴有胸闷或咳嗽，夜间及晨起多发，常与接触变应原（即“过敏原”）、冷空气、物理性或化学性刺激，以及上呼吸道感染、运动等有关。

2 哮喘发作时和部分未控制的慢性持续性哮喘期间，双肺可闻及散在或弥漫性哮鸣音，呼气相延长。

3 上述症状和体征可经治疗缓解或自行缓解。

哮喘的发病特征

1 发作性：当遇到诱发因素时呈发作性加重。

2 时间节律性：常在夜间及晨起发作或加重。

3 季节性：常在秋、冬季节发作或加重。

4 可逆性：平喘药通常能够缓解症状，可有明显的缓解期。

哮喘的发病原因包括哪些？

哮喘的发病原因主要包括以下几项。

呼吸道感染	多种病毒感染，包括鼻病毒、流感病毒、呼吸道合胞病毒等，以及细菌感染，均可诱发哮喘急性发作。
变应原吸入	环境中的变应原是诱发哮喘的重要因素，可分为室内变应原和室外变应原。室内变应原包括尘螨、宠物皮毛及蟑螂等，室外变应原包括花粉、真菌等。尘螨是我国哮喘患者最主要的变应原。在我国，致敏花粉以蒿属花粉及豚草花粉为主。

吸烟	吸烟与哮喘的发作密切相关。吸烟还可以加速哮喘患者肺功能的恶化速度，降低对吸入性及全身性糖皮质激素的治疗反应，使哮喘更加难以控制。
空气污染	室外污染物，包括臭氧、二氧化硫、二氧化氮及可吸入性颗粒物等，以及室内污染物，如生物燃料燃烧产生的烟雾等，均可引起哮喘发作。
天气变化	冷空气、空气湿度及气压的变化均可诱发哮喘，温差大、空气湿度大或气压低的地区，哮喘的发病率明显升高。
职业性因素	5%~25% 的哮喘患者发病与其工作环境中的职业化学物质有关，职业性致敏物是导致哮喘发作的原因之一。引起哮喘发作的职业性致敏物种类繁多，主要为面粉加工、动物饲养、大棚种植及塑料、纤维、油漆、橡胶制造等行业使用或接触的物质。
运动	运动是哮喘常见的诱发因素，其机制可能与过度通气诱发支气管痉挛有关，多见于青少年、运动员及控制不佳的哮喘患者。
药物	药物过敏也会引起哮喘发作，常见的易过敏药物有阿司匹林等非甾体抗炎药，青霉素、磺胺类等抗菌药物及对比剂等。还包括由药物反应引起的哮喘发作，如β受体阻滞剂。
食物及食物添加剂	食物诱发的哮喘病例主要见于儿童及婴幼儿，包括面粉、蛋类、乳制品、海产品（鱼、虾、蟹等）、肉制品、豆制品及坚果等。某些食物添加剂也可诱发哮喘。
精神心理因素	焦虑及剧烈的情绪变化等因素也可诱发哮喘。
内分泌因素	部分女性患者在经期及妊娠期哮喘症状加重，可能与体内激素水平变化有关。

慢阻肺的临床表现是什么?

慢性阻塞性肺疾病(简称"慢阻肺")是一种常见的、可预防和治疗的慢性气道疾病,其特征是持续存在的气流受限和相应的呼吸系统症状;其病理学改变主要是气道和(或)肺泡异常,通常与显著暴露于有害颗粒或气体相关,遗传易感性、异常的炎症反应及肺发育异常等众多宿主因素参与发病过程;严重的并发症可能影响疾病的表现和死亡率。上述因素决定了慢阻肺存在明显的异质性。慢阻肺是一种严重危害人类健康的常见病,严重影响患者的生命质量,是导致死亡的重要原因,并给患者及其家庭乃至社会造成了沉重的经济负担。早期慢阻肺患者可以没有明显的症状,随着病情进展,症状日益显著;咳嗽、咳痰症状通常在疾病早期出现,后期则以呼吸困难为主要表现。

症状的特征及演变

1 慢性咳嗽:慢阻肺常见的症状。咳嗽症状出现缓慢,迁延多年,以夜间和晨起阵咳为著。

2 咳痰:多为咳嗽伴随症状,痰液常为白色黏液或浆液泡沫性,常于晨起时剧烈阵咳,咳出较多黏液、浆液泡沫性痰后症状缓解;急性加重时,痰液可变为黏液脓性而不易咳出。

3 气短或呼吸困难:早期仅在劳力时出现,之后逐渐加重,以致日常活动甚至休息时也感到呼吸困难;活动后呼吸困难是慢阻肺的标志性症状。

4 胸闷和喘息:部分患者有明显的胸闷和喘息,此非慢阻肺的特异性症状,常见于重症或急性加重患者。

慢阻肺的发病原因包括哪些?

引起慢阻肺发病的危险因素具有多样性的特点,宏观的概括为个体易感因素和环境因素共同作用。

个体易感因素

▶▶ **遗传因素:**慢阻肺有遗传易感性。α_1抗胰蛋白酶抑制剂重度缺乏与非吸烟者的肺气肿形成有关。

▶▶ **年龄和性别:**年龄是慢阻肺发病的危险因素,年龄越大,慢阻肺的患病率越高。关于慢阻肺的患病率在男女性别之间差异的报道不一致,但是,有文献报道,女性对烟草烟雾的危害更敏感。

▶▶ **肺生长发育:**在妊娠、出生和青少年时期直接和间接暴露于有害因素可以影响肺的生长。肺生长发育不良是慢阻肺发病的危险因素。

▶▶ **哮喘和气道高反应性:**哮喘不仅可以和慢阻肺同时存在,也是慢阻肺发病的危险因素。气道高反应性也参与慢阻肺的发病过程。

▶▶ **低体重指数:**低体重指数也与慢阻肺的发病有关,体重指数越低,慢阻肺的患病率越高。

环境因素

▶▶ **吸烟:**慢阻肺最重要的环境致病因素。与非吸烟者相比,吸烟者的肺功能异常率较高,第1秒用力呼气容积(FEV1)年下降率较快,死亡风险增加。被动吸烟也可能导致呼吸道症状及慢阻肺的发生。孕妇吸烟可能会影响子宫内胎儿的发育和肺生长,对胎儿的免疫系统功能也有一定影响。

▶▶ **燃料烟雾:**柴草、煤炭和动物粪便等燃烧产生的烟雾中含有大量有害成分,例如,碳氧化物、氮氧化物、硫氧化物,以及未燃烧完全的碳氢化合物颗粒与多环有机化合物等。燃烧时产生的大量烟雾可能是不吸烟女性患者发生慢阻肺的重要原因。燃料造成的室内空气污染与吸烟具有协同作用。改用清洁燃料,同时加强通风,能够延缓肺功能下降的速率,降低慢阻肺发病的危险度。

▶▶ **空气污染：**空气污染物中的颗粒物质（PM）和有害气体物质（二氧化硫、二氧化氮、臭氧和一氧化碳等）对支气管黏膜有刺激作用和细胞毒性作用，当空气中PM2.5的浓度超过35μg/m^{3}时，慢阻肺的患病危险度明显增加。空气中二氧化硫的浓度可随着PM的升高而升高，并且与慢阻肺急性加重的次数呈正相关。

▶▶ **职业性粉尘：**当职业性粉尘（二氧化硅、煤尘、棉尘和蔗尘等）浓度过大或与人体接触时间过久时，可导致慢阻肺的发生。在职业环境中接触的刺激性物质、有机粉尘及变应原等可导致气道反应性增高，这些职业性粉尘通过这一途径参与慢阻肺的发病。

▶▶ **呼吸道感染和慢性支气管炎：**呼吸道感染是慢阻肺发病和病情加重的重要因素，病毒和（或）细菌感染是慢阻肺急性加重的常见原因。儿童时期反复发生下呼吸道感染与成年时期肺功能减退及呼吸系统症状的发生有关。

▶▶ **社会经济地位：**慢阻肺的发病与患者的社会经济地位有关。室内外空气污染程度不同、营养状况等与社会经济地位的差异可能存在一定的内在联系。

睡眠呼吸暂停综合征的临床表现是什么？

呼吸暂停，即响亮的鼾声突然中断，患者奋力呼吸但不起作用，几秒甚至几十秒后患者醒来，大口喘息，气道被迫开放，然后继续呼吸。该病经常伴随着机体的踢打动作及身体的扭动、痉挛。患者的身体做出各种扭曲的姿势是为了使气道开放。入睡时的鼾声不仅音量大，而且总是在途中出现呼吸暂停，十几秒甚至几十秒后，才随着响亮的鼾声重新呼吸，打鼾数次后又出现上述憋气现象，这一系列现象称为恶性打鼾，医学上称之为睡眠呼吸暂停综合征。该病通常表现为在夜间睡眠过程中打鼾且鼾声不规律，呼吸及睡眠节律紊乱，反复出现呼吸暂停及觉醒，或患者自觉憋气，夜尿增多，晨起头痛、口干，白天嗜睡明显，记忆力下降，严重者可出现心理、智力、行为异常，可能合并高血压、冠心病、心律失常（特别是以慢-快心律失常为主）、肺源性心脏病、脑卒中、2型糖尿病及胰岛素抵抗等，并可有进行性体重增加。

肺栓塞的发病原因是什么？

肺栓塞是由来自静脉系统或右心的血栓阻塞肺动脉或其分支所致的疾病，以肺循环障碍和呼吸功能障碍为主要特征。肺栓塞由静脉血流瘀滞、血管内皮损伤和血液高凝状态等因素所导致，这些因素可分为遗传性和获得性两类。

遗传性危险因素

遗传性危险因素由遗传变异引起，包括V因子突变、蛋白C缺乏、蛋白S缺乏和抗凝血酶缺乏等，常以反复发生的动、静脉血栓形成为主要临床表现。

获得性危险因素

获得性危险因素是指后天获得的易发生肺栓塞的多种病理、生理异常，多为暂时性或可逆性。例如，手术，创伤，急性内科疾病（如心力衰竭、呼吸衰竭、感染等），慢性疾病（如抗磷脂综合征、肾病综合征、炎性肠病、骨髓增殖性疾病等）。恶性肿瘤是重要的风险因素，但不同类型肿瘤的风险不同，胰腺、颅脑、肺、卵巢及血液系统的恶性肿瘤被认为具有最高的风险，恶性肿瘤活动期肺栓塞风险增加。肺栓塞与某些动脉性疾病，特别是动脉粥样硬化有共同的危险因素，如吸烟、肥胖、高胆固醇血症、原发性高血压和糖尿病等。心肌梗死和心力衰竭也能够增加肺栓塞的风险。获得性危险因素可以单独致病，也可与其他因素同时存在、协同作用。年龄是独立的危险因素，随着年龄增长，肺栓塞的发病率逐渐升高。

支气管扩张症的发病原因是什么？

支气管扩张症（简称“支扩”）是由各种病因引起的反复发生的化脓性感染，导致中小支气管反复损伤和（或）阻塞，致使支气管壁结构破坏，引起支气管异常和持久性扩张，临床表现为慢性咳嗽、大量咳痰和（或）间断咯血、伴或不伴气促和呼吸衰竭等轻重不等的症状。支扩的主要已知病因如下。

既往下呼吸道感染

既往下呼吸道感染，尤其是婴幼儿和儿童时期下呼吸道感染是支扩最常见的病因，如麻疹、百日咳、肺结核、肺炎（包括细菌、病毒和支原体感染），部分患者会在感染后出现支扩症状。

免疫功能缺陷

分为原发性和继发性。常见的原发性免疫缺陷有低免疫球蛋白血症，如免疫球蛋白G（IgG）亚群的缺陷（IgG 2、IgG 4）、免疫球蛋白A（IgA）缺乏症、常见变异型免疫缺陷病（CVID）、慢性肉芽肿性疾病、补体缺陷、特异性抗体产生功能下降等。常见的继发性免疫缺陷有长期服用免疫抑制药物、人类免疫缺陷病毒（HIV）感染等。发生严重、持续或反复感染的患者，尤其是肺炎反复发作、多部位感染或机会性感染的患者，应注意免疫功能缺陷的可能。

遗传因素

一些先天性疾病，如α_1抗胰蛋白酶缺乏、纤毛功能缺陷[如原发性纤毛运动不良症（PCD）]、囊性纤维化（CF）、巨气管支气管症、软骨缺陷等也会导致支扩。除支扩自身的临床表现外，其常伴有其他系统症状。PCD患者多同时合并上呼吸道症状（嗅觉丧失、鼻窦炎、慢性扁桃体炎）及男性不育等。

气道阻塞和反复误吸

儿童气道阻塞的最常见原因是气道异物吸入，成年人也可因吸入异物或气道内肿瘤阻塞导致支气管扩张，但相对少见。另外，毒性物质吸入可直接损害气道，改变气道结构和功能而导致支扩；吞咽困难或胃食管反流可造成反复误吸，也可能导致支扩。

其他肺部疾病

有相当一部分变应性支气管肺曲霉病因反复痰栓阻塞而形成中心性支扩，这是支扩的一种特殊病因。慢阻肺和哮喘常与支扩共同存在、互相影响，此类共患病患者的呼吸道症状更明显，肺功能损害程度更严重，预后更差。支扩是非结核分枝杆菌（NTM）肺病常见的易患因素，而NTM肺病也可导致支扩，两者孰因孰果至今仍未阐明。弥漫性泛细支气管炎（DPB）后期多合并有支扩的影像学表现。

其他系统疾病

由于部分类风湿关节炎患者的胸部高分辨率CT（HRCT）检查中可发现支扩，因此，类风湿关节炎被认为是支扩的可能病因之一。其他结缔组织疾病，如原发性干燥综合征、系统性红斑狼疮（SLE）、抗中性粒细胞胞质抗体（ANCA）相关性血管炎、强直性脊柱炎等，这类患者中均有不同比例的支扩发生。有报道称，支扩与炎性肠病（IBD）具有相关性，炎性肠病患者出现慢性咳嗽、咳痰症状时，应排查是否合并支扩。

小儿急性喉炎的临床表现是什么？

急性喉炎主要继发于急性上呼吸道感染，有时会在肺炎和流感的病程中发生，会出现病毒、细菌、支原体感染等症状。

人体的呼吸道以咽喉部为界，分为上呼吸道和下呼吸道，如果咽喉部出现炎症病变，很容易导致上呼吸道和下呼吸道的气体流通受到阻碍。由于小儿的喉腔比成年人小得多，头部软骨非常软弱，喉黏膜下组织疏松，因此，在发生急性喉炎时，很容易出现喉梗阻的情况。当喉部神经受到刺激时，喉部痉挛会被加剧，造成咳嗽功能变差、分泌物无法轻易排出等问题，因此，如果没有及时有效地治疗，非常容易造成患儿窒息。

小儿急性喉炎多发生于婴幼儿和幼童，其中1岁以内的婴幼儿发病率最高，大多数患儿发生急性喉炎时，也会引发上呼吸道感染等症状，而且在夜间病情会加重，导致患儿出现呼吸困难、无端哭闹等情况。通常来说，小儿发生急性喉炎时，会存在明显的干咳，而且在咳嗽的过程中会发出“空空”的声音。随着喉炎水肿发展，很容易出现吸气不畅、发出轰鸣音等问题。如果没有及时治疗，则会引发显著的吸入呼吸困难，所以，家属一定要仔细观察患儿的日常表现，如果患儿出现声音嘶哑、干咳等症状，应该立刻就医。

肺癌是什么疾病?

肺癌的全称是原发性支气管肺癌，是我国及世界范围内发病率和死亡率较高的恶性肿瘤之一。肺癌常见的影响因素包括以下几项。

吸烟

吸烟可显著增加肺癌的发病风险。有研究显示，吸烟人群的肺癌发病和死亡风险远远高于非吸烟人群，既往吸烟人群的肺癌发病和死亡风险亦显著升高，同时，吸烟量和肺癌的发病风险呈线性正相关趋势。吸烟起始年龄越小、每日吸烟量越大、持续时间越长，引发肺癌的相对危险度越大。

二手烟或环境油烟吸入史

亚洲人群中非吸烟女性的肺癌发生率显著高于欧美人群，推测可能与二手烟暴露和厨房等场所的环境油烟暴露有关。相关研究分析显示，二手烟暴露能显著增加肺癌的发生风险。炒、炸等烹饪方式产生的厨房油烟可导致DNA损伤或癌变，是中国非吸烟女性罹患肺癌的重要危险因素之一。

职业致癌物质暴露史

长期接触氡、砷、铍、铬、镉及其化合物等高致癌物质者更易罹患肺癌。石棉暴露可显著增加肺癌的发生风险。另外，二氧化硅和煤烟也是明确的肺癌致癌物。

个人肿瘤史

既往罹患其他恶性肿瘤者可能携带异常基因突变，基因突变可增加肺癌的发生风险。

直系亲属肺癌家族史

直系亲属被诊断为肺癌的个体，患肺癌的风险明显升高。有肺癌家族史的人群可能存在可遗传肺癌易感位点。

慢性肺部疾病史

慢阻肺、肺结核和肺纤维化等慢性肺部疾病患者的肺癌发病率高于健康人群。支气管肺组织的慢性炎症及其在愈合过程中的鳞状上皮化生或增生可能发展成肺癌。

按照解剖学部位，可将肺癌分为中央型肺癌和周围型肺癌。

中央型肺癌

中央型肺癌可表现出相应的胸腔内症状，包括咳嗽、咳痰、咯血、喘鸣、胸闷、气急、胸痛、声音嘶哑、吞咽困难、上腔静脉综合征、膈肌麻痹、胸腔积液、心包积液、Pancoast综合征等。远处转移可因转移部位的不同而出现不同的局部和全身症状。

周围型肺癌

周围型肺癌早期常无呼吸道症状，随着病情的发展，可出现相应的呼吸道症状或转移相关症状。少数肺癌患者可出现一些少见的、并非由肿瘤直接侵犯或转移引起的症状和体征，又称肺癌综合征，可出现于肺癌诊断前或诊断后，也可同时出现，常表现为胸部以外的脏器症状，如高钙血症、抗利尿激素分泌失调综合征、异位库欣综合征、神经肌肉功能异常、血液系统异常等。

肺结核是什么疾病?

肺结核病是结核分枝杆菌复合群引起的慢性肺部感染性疾病。结核病的主要致病菌为人型结核杆菌。结核菌主要通过呼吸道传播,飞沫传播是肺结核最重要的传播途径,传染源主要是排菌发热肺结核患者的痰。传染的次要途径是飞沫经消化道进入体内。此外,还可经皮肤传播。肺结核常见的临床症状有以下两方面。

呼吸系统症状

咳嗽、咳痰2周以上或咯血是肺结核的常见可疑症状。一般咳嗽较轻,以干咳为主或出现少许黏液痰。有空洞形成时,痰增多,合并其他细菌感染时,痰可呈脓性。部分患者可有咯血,大多数为少量咯血。病灶累及胸膜时可出现胸痛,胸痛随呼吸运动和咳嗽加重。呼吸困难多见于病变累及多个肺叶、段以上支气管或气管,以及有中到大量胸腔积液的患者。

全身症状

发热是最常见症状,多为午后潮热,以中低热为主,少数可出现高热。部分患者有倦怠、乏力、盗汗、食欲减退和体重减轻等症状。育龄期女性可有月经不调。

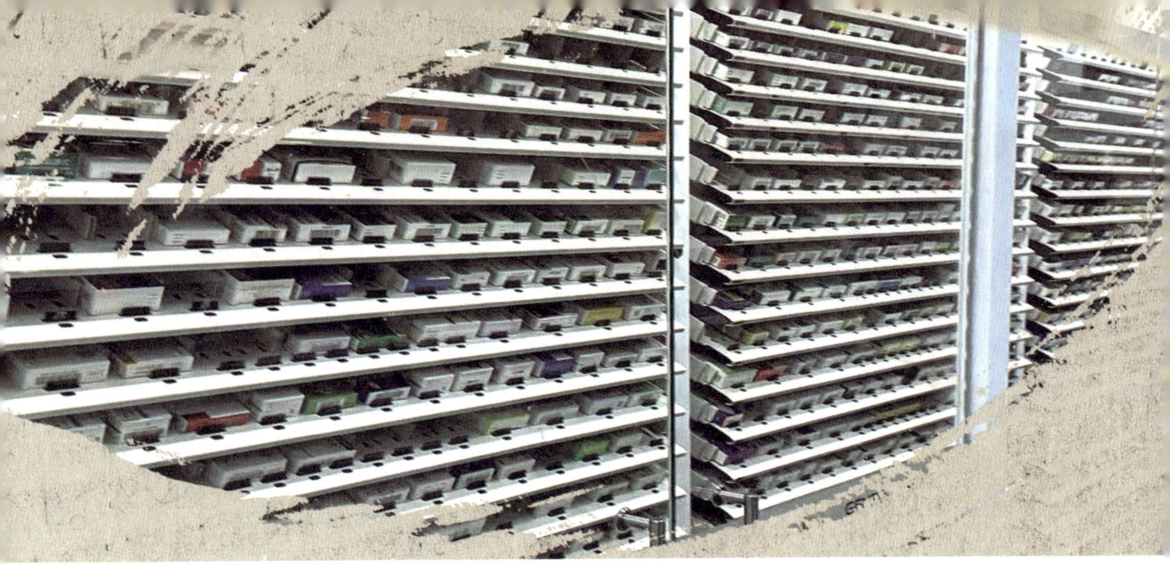

第二章 呼吸系统疾病常用药物的类别

临床常用的解热镇痛药物有哪些？

临床常用的解热镇痛药物有以下几种。

对乙酰氨基酚

对乙酰氨基酚属苯胺类，能够抑制中枢神经系统前列腺素的合成和释放，起到解热、镇痛作用。该药无明显胃肠刺激，口服吸收快且完全，主要经肝脏代谢，以葡萄糖醛酸结合物的形式从尿液中排出。按说明书推荐剂量服用对乙酰氨基酚未发现明显的肝、肾毒性，并且其对孕妇而言是最安全的退热药（FDA推荐B类用药）。

阿司匹林

阿司匹林属水杨酸类，通过作用于下视丘体温调节中枢引起外周血管扩张、皮肤血流增加、发汗，使散热增加而起到解热作用，同时抑制前列腺素及其他能使痛觉对物理性或化学性刺激敏感的物质的合成，属于外周性镇痛药。阿司匹林抑制COX-1通路，干扰前列腺素合成，因此有诱发或加重溃疡和出血的风险，特异性体质者还会出现荨麻疹、血管神经性水肿及阿司匹林哮喘等过敏反应。阿司匹林应用于儿童流感或水痘治疗时,可能引起瑞氏综合征(重度肝功能损害和脑病),故临床上不应用于儿童感冒的治疗。

布洛芬

布洛芬是非选择性环氧合酶(COX)抑制剂,有明显的抗炎、解热、镇痛作用。常规剂量使用时,不良反应少,耐受性与对乙酰氨基酚相似,是治疗儿童患者时最常使用的解热镇痛药物,但孕妇禁用。布洛芬的不良反应与非甾体抗炎药(NSAID)相似,与阿司匹林有交叉过敏。

双氯酚酸

双氯酚酸属灭酸类化合物,是一种非甾体强效抗炎镇痛药。其较为常见的不良反应是胃肠道反应(如上腹部不适、胃肠出血或穿孔、转氨酶升高等)。药物可通过胎盘,妊娠期不推荐使用。有肝、肾功能损害者慎用,老年人慎用。

吲哚美辛(消炎痛)

吲哚美辛属吲哚衍生物类,是一种较强的非选择性COX抑制剂。不良反应的发生率高,最常见的是中枢神经系统反应,其次是消化道反应,皮肤黏膜过敏及哮喘发作也时有发生。若必须使用,应遵医嘱在达到治疗效果的最低剂量下使用,通常是50~200mg/d。

临床常用于治疗呼吸道感染的抗菌药物有哪些?

急性上呼吸道感染是最常见的社区获得性感染,多由鼻病毒、冠状病毒、流感病毒、副流感病毒、腺病毒所致,有时也由肠道病毒所致。其病程多为自限性,一般不需要使用抗菌药物,予以对症治疗即可痊愈。少数患者可原发或在病毒感染的基础上继发细菌性感染,抗菌药物仅限于出现细菌感染症状,如咳脓痰或流脓涕、白细胞计数增加等时才应用。

上呼吸道常见的病原菌有A组溶血性链球菌、肺炎链球菌、流感嗜血杆菌和卡他莫拉菌等。常用的抗菌药物有青霉素类(如阿莫西林、阿莫西林克拉维酸钾、氨苄西林等)、头孢菌素类(如头孢唑啉、头孢克洛、头孢克肟、头孢呋辛、头孢曲松、头孢噻肟、头孢他啶、头孢吡肟等)、喹诺酮类(如左氧氟沙星、莫西沙星、环丙沙星等)、大环内酯类的阿奇霉素等。

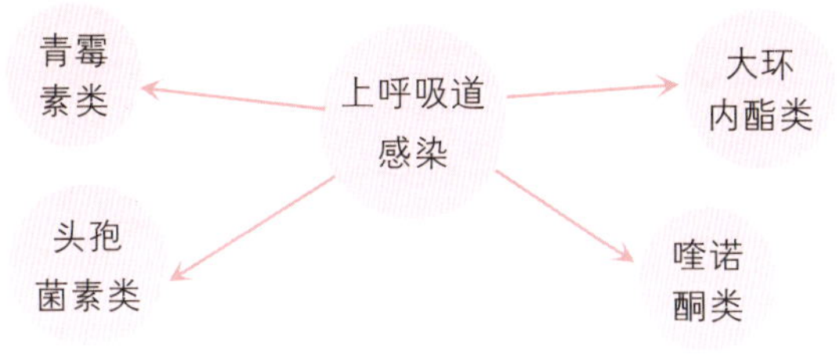

常见的下呼吸道感染包括气管-支气管炎、慢阻肺急性加重、支气管扩张合并感染、社区获得性肺炎、医院获得性肺炎、肺脓肿、脓胸等。常用的抗菌药物有青霉素类、青霉素联合酶抑制剂、头孢菌素类、碳青霉烯类、喹诺酮类等,应根据具体的病情经验用药,或针对所检出的病原进行治疗。

■ 临床常用于治疗呼吸道感染的抗菌药物的使用注意事项是什么?

临床常用于治疗呼吸道感染的抗菌药物的使用注意事项有以下3个方面。

1. 过敏反应:青霉素、头孢菌素用药可能会发生过敏反应,青霉素用药前应进行皮肤敏感试验(简称“皮试”),结果为阴性可用,结果为阳性不可用;头孢菌素不推荐常规皮试,用药过程中应密切监护不良反应。

2. 应用头孢菌素类1周内严禁饮酒,以防出现双硫仑样反应,表现为胸闷、气短、喉头水肿、口唇发绀、呼吸困难、心率增加、血压下降、四肢乏力、面部潮红、多汗、失眠、头痛、恶心、呕吐、目眩、嗜睡、幻觉、恍惚,甚至发生过敏性休克,血压下降至60~70/30~40mmHg,并伴有意识丧失。

3 应用喹诺酮类药物(如左氧氟沙星、莫西沙星)期间,出门应注意避光,做好防晒,防止用药后出现光敏反应。18岁以下患者禁用此类药物。

临床常用的止咳药物有哪些?

轻度咳嗽无须进行镇咳治疗。咳嗽可由多种原因所致,治疗的关键在于病因治疗,镇咳药物只能起到短暂缓解症状的作用。但严重的咳嗽,如剧烈干咳或频繁咳嗽,影响休息和睡眠时,则可适当给予镇咳治疗。痰多的患者宜用祛痰治疗。根据药理作用机制,可将镇咳药分为中枢性镇咳药和外周性镇咳药两大类。

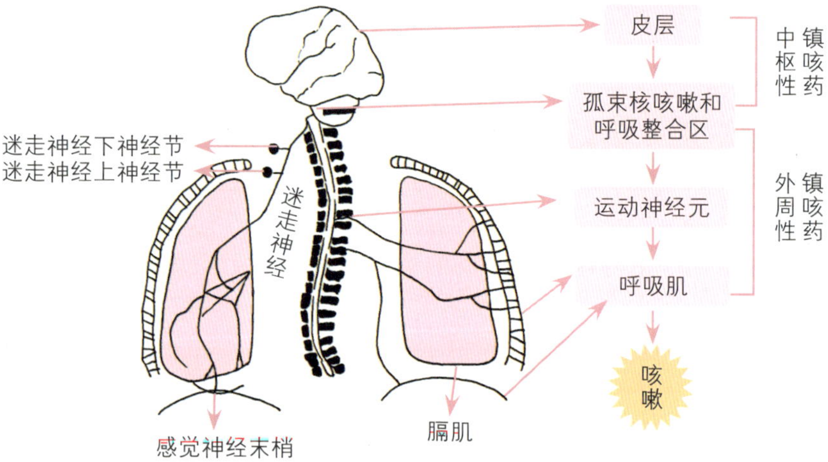

咳嗽及镇咳药作用示意图

中枢性镇咳药

该类药物对延脑中枢具有抑制作用,根据其是否具有成瘾性和麻醉作用,又可分为依赖性镇咳药和非依赖性镇咳药。前者为吗啡类生物碱及其衍生物,具有十分明显的镇咳作用,由于具有成瘾性,因此仅在其他治疗无效时短暂使用。后者多为人工合成的镇咳药,如右美沙芬和喷托维林等,临床应用十分广泛。

▶▶ 依赖性镇咳药包括：

可待因	可待因直接抑制延脑中枢，止咳作用强而迅速，同时具有镇痛和镇静作用，可用于治疗病因不明、治疗效果不佳的剧烈干咳和刺激性咳嗽，尤其是伴有胸痛的干咳。
福尔可定	福尔可定作用与可待因相似，但成瘾性较之为弱。 非依赖性镇咳药包括以下几种。

▶▶ 非依赖性镇咳药包括：

右美沙芬	右美沙芬是目前临床上应用最广的镇咳药，作用与可待因相似，但无镇痛和催眠作用，治疗剂量对呼吸中枢无抑制作用，亦无成瘾性。推荐使用含有右美沙芬的复方镇咳药物，对治疗成人慢性咳嗽有一定疗效。
喷托维林	喷托维林的作用强度为可待因的1/3，同时具有抗惊厥和解痉作用。青光眼及心功能不全者应慎用。

外周性镇咳药

外周性镇咳药也称为末梢镇咳药，通过抑制咳嗽反射弧中的某一环节而起到镇咳作用。这类药物包括局部麻醉药和黏膜防护剂。

那可丁	那可丁属于阿片所含的异喹啉类生物碱，作用与可待因相当，无依赖性，对呼吸中枢无抑制作用，适用于不同原因引起的咳嗽。
苯丙哌林	苯丙哌林为非麻醉性镇咳药，作用为可待因的2~4倍，可抑制外周传入神经，亦可抑制咳嗽中枢。
苯佐那酯	苯佐那酯为丁卡因衍生物，具有较强的局部麻醉作用，抑制咳嗽反射传入神经。

■ 临床常用的祛痰药物有哪些?

痰量增多、痰液黏稠不易咳出是下呼吸道感染、慢性气道疾病等呼吸系统疾病的常见临床表现,也可见于围术期、神经肌肉疾病等患者。痰液潴留会造成咳嗽、咳痰、胸闷、呼吸困难等不适症状,重者可阻塞气道,甚至危及生命。因此,在病因治疗的基础上,重视痰液管理有利于减轻症状、缩短病程、改善预后。给药途径有雾化吸入、口服及静脉滴注。药物雾化吸入除在局部发挥祛痰作用外,也可湿化气道。

目前临床常用的祛痰药物按照作用机制可分为4类。

1 祛痰剂:促进痰液从呼吸道排出的药物,如高渗生理盐水雾化吸入、愈创甘油醚。

2 黏液溶解剂:即通过裂解黏蛋白复合物间二硫键等方式促进痰液溶解和排出,如N-乙酰半胱氨酸(NAC)和厄多司坦。

3 黏液调节剂:通过促进浆液分泌、减少黏蛋白生成等方式调节黏液分泌,主要有氨溴索、溴己新、羧甲司坦等,糖皮质激素和抗胆碱能药物也具有抑制黏液分泌的作用。

4 黏液动力剂:通过促进气道黏膜纤毛运动、改善黏液清除动力学帮助排痰,包括桃金娘油、桉柠蒎、β肾上腺能受体激动剂。此外,一些复方中成药也具有祛痰作用。

■ 止咳药和祛痰药可以一起使用吗? 注意事项是什么?

在吸烟、感染、氧化应激等多种致病因素作用下,气道内的细胞会产生大量促分泌因子,刺激黏膜杯状细胞和黏膜下腺增生肥大、产生过量黏液,导致咳嗽、咳痰,甚至气道阻塞和增加呼吸道感染风险。止咳药和祛痰药是否联合使用,应针对具体情况来决定。

咳嗽是一种保护性反射活动,可将呼吸道内的黏液和异物排出,排出后咳嗽症状多缓解。轻度咳嗽有利于排痰，一般无须应用止咳药。只有在无痰或少痰而咳嗽频繁、剧烈时适宜使用镇咳药。对于痰液较多的咳嗽应以祛痰为主，不宜单用镇咳药，应与祛痰剂合用，以利于痰液排出和加强镇咳效果，避免痰液阻塞气道。由于被稀释后的痰液借助咳嗽反射而排出，因此在使用司坦类黏液调节剂后应暂缓使用强效镇咳剂，以免稀释的痰液阻塞气道。对于痰液较多的湿性咳嗽（如肺脓肿），应慎重给药，以免痰液排出受阻而滞留于呼吸道内或加重感染。

临床常用的支气管扩张药物——β_2受体激动剂是什么？

β_2受体激动剂主要用于治疗支气管哮喘或喘息性支气管炎等伴有支气管痉挛的呼吸道疾病。

β_2受体激动剂的分类

β_2受体激动剂分为短效和长效两种类型。

▶▶ 短效β_2受体激动剂（SABA）主要有特布他林、沙丁胺醇和左旋沙丁胺醇等，常见剂型为加压定量吸入剂。主要用于按需缓解症状，长期规律应用维持治疗的效果弱于长效支气管舒张剂。

▶▶ 长效β_2受体激动剂（LABA）的作用时间持续12小时以上，较短效β_2受体激动剂能更好地持续扩张小气道，改善肺功能和呼吸困难症状，可作为有明显气流受限患者的长期维持治疗药物。早期应用于临床的药物包括沙美特罗和福莫特罗，其中福莫特罗属于速效和长效β_2受体激动剂。近年来，新型长效β_2受体激动剂起效更快、作用时间更长，包括茚达特罗、奥达特罗和维兰特罗等。

不良反应和注意事项

总体来说，吸入型β_2受体激动剂的不良反应远低于口服型。相对常见的不良反应有窦性心动过速、肌肉震颤（通常表现为手颤）、头晕和头痛。不常见的不良反应有口咽部刺激。罕见的不良反应有心律失常、异常支气管痉挛及心力衰竭人群的氧耗增加，与噻嗪类利尿剂联用可能出现低钾血症。

临床常用的支气管扩张药物——M受体阻滞剂是什么?

M受体阻滞剂也称为抗胆碱能药物，通过阻断M1和M3胆碱受体，扩张气道平滑肌，改善气流受限、支气管痉挛和慢阻肺的症状。

M受体阻滞剂的分类

M受体阻滞剂可分为短效和长效两种类型。

▶▶ 短效抗胆碱能药物(SAMA)的主要品种有异丙托溴铵。可用于治疗支气管哮喘，尤适用于因用β受体激动药产生肌肉震颤、心动过速而不能耐受此类药物的患者。

▶▶ 长效抗胆碱能药物(LAMA)能够持久地结合M3受体，快速地与M2受体分离，延长支气管扩张作用的时间超过12小时，新型长效抗胆碱能药物作用的时间超过24小时。常用的长效抗胆碱能药物包括噻托溴铵、格隆溴铵、乌美溴铵和阿地溴铵等。长效抗胆碱能药物在减少慢阻肺患者急性加重及住院频率方面优于长效β_2受体激动剂，长期使用可以改善患者的症状及健康状态，也可减少急性加重及住院频率。一项在我国开展的临床研究结果显示，对于没有症状或仅有轻微症状的早期慢阻肺患者，使用噻托溴铵可显著改善肺功能及生活质量。

不良反应和注意事项

总体来说，吸入抗胆碱能药物的不良反应比较少见，报道的不良反应中常见的有口干、咳嗽、局部刺激、吸入相关的支气管痉挛、头痛、头晕，少见的有荨麻疹、闭角型青光眼、心率加快，罕见的有过敏性反应(舌、唇和面部的血管性水肿)、眼痛、瞳孔散大、心悸、心动过速、喉痉挛、恶心及尿潴留。

临床常用的吸入性糖皮质激素有哪些?

临床常用的吸入性糖皮质激素(ICS)有倍氯米松、布地奈德、氟替卡松和糠酸莫米松。糖皮质激素在吸入给药中的优点包括局部抗炎作用强、药物直接作用于呼吸道、所需剂量较小、全身性不良反应较少。

在治疗哮喘时,吸入性糖皮质激素可有效控制气道炎症、降低气道高反应性、减轻哮喘症状、改善肺功能、提高生活质量、减少哮喘发作的频率和减轻发作时的严重程度,降低死亡率。

在慢阻肺治疗中,急性加重期可每天雾化吸入布地奈德6~8mg,能达到与静脉注射甲泼尼龙40mg相当的疗效;在年老体弱、吸气流速低、疾病程度较重、使用干粉吸入器存在困难的患者的稳定期可以雾化使用糖皮质激素。

在慢性支气管炎急性发作期和支气管扩张症的急性加重期都可以使用吸入性糖皮质激素。支原体肺炎的急性期在应用大环内酯类药物治疗肺炎支原体时,同时给予吸入性糖皮质激素雾化吸入辅助治疗,可减轻气道炎症反应。婴幼儿喘息(如毛细支气管炎)也可雾化吸入布地奈德,以缓解炎性症状。

临床常用的二联吸入制剂有哪些?

临床常用的二联呼吸制剂分为两种:一种是长效的β受体激动剂联合长效的M胆碱受体拮抗剂,常见的有福莫特罗/格隆溴铵、茚达特罗/格隆溴铵、维兰特罗/乌镁溴铵和奥达特罗/噻托溴铵。另一种为吸入性糖皮质激素联合长效的β受体激动剂,常见的有布地奈德/福莫特罗、倍氯米松/福莫特罗、氟替卡松/沙美特罗和糠酸氟替卡松/维兰特罗。

第一种是两种不同作用机制的支气管舒张剂的联合,在缓解支气管病理性的痉挛方面起到协同作用,比单独使用一种效果更好。

第二种是有支气管扩张和抗炎两种作用的吸入药物,可以缓解气道炎症,降低气道炎症引起的呼吸系统疾病的急性加重或延缓疾病进展。

临床常用的三联吸入制剂有哪些?

目前临床常用的三联制剂有两种:布地格福吸入气雾剂和氟替美维吸入粉雾剂。布地格福吸入气雾剂是压力定量气雾剂,而氟替美维吸入粉雾剂是干粉吸入剂,患者的肺功能和手口协调情况对药物的正确使用有很大的影响,须遵医嘱选择药物。

布地格福吸入气雾剂

布地格福吸入气雾剂是由布地奈德、格隆溴铵和富马酸福莫特罗3种药物组成的吸入用气雾剂。该气雾剂适用于慢阻肺患者的维持治疗,其中,布地奈德为糖皮质激素,在本药中起抗炎作用,可减轻慢阻肺的症状,并减少慢阻肺的急性加重;格隆溴铵和富马酸福莫特罗为两种不同机制的支气管扩张药,格隆溴铵在中央气道平滑肌松弛方面效果更好,而富马酸福莫特罗在外周气道的平滑肌松弛方面更有效,两者主要的作用部位不同,但都起到支气管扩张的作用,联合使用效果更好,可使患者呼吸顺畅。药效维持12小时,需一日两次用药。

氟替美维吸入粉雾剂

氟替美维吸入粉雾剂是由糠酸氟替卡松、乌镁溴铵和三苯乙酸维兰特罗3种药物组成的吸入用粉雾剂,同样用于慢阻肺患者的维持治疗。其中,糠酸氟替卡松是一种合成的三氟化糖皮质激素,具有抗炎作用。乌镁溴铵和维兰特罗亦是两种不同机制的支气管扩张药,起协同作用。氟替美维为长效制剂,一次正确的用药可维持24小时。

临床使用头孢类药物是否需要进行皮试?

国家卫健委发布的《β内酰胺类抗菌药物皮肤试验指导原则(2021年版)》的相关内容如下:

头孢菌素给药前常规皮试对过敏反应的临床预测价值无充分循证医学

证据支持，大多数头孢菌素类抗菌药物的说明书、《抗菌药物临床应用指导原则》和《中华人民共和国药典临床用药须知》均未要求头孢菌素用药前常规进行皮试。

不推荐在使用头孢菌素前常规进行皮试，仅以下情况需要皮试：①既往有明确的青霉素或头孢菌素过敏史患者。此类患者如临床确有必要使用头孢菌素，并具有专业人员、急救条件，在获得患者知情同意后，选用与过敏药物侧链不同的头孢菌素进行皮试，其结果具有一定的参考价值。②药品说明书中规定需进行皮试的。应当向药品提供者进一步了解药品引发过敏反应的机制，皮试的敏感性、特异性、阳性预测值和阴性预测值，并要求提供相应的皮试试剂。

有过敏性疾病病史，如过敏性鼻炎、过敏性哮喘、特应性皮炎、食物过敏和其他药物（非β内酰胺类抗菌药物）过敏的患者，发生头孢菌素过敏的概率并不高于普通人群，应用头孢菌素前也无须常规进行皮试。但上述患者用药后一旦出现过敏反应，症状可能会更重，应在加强用药后密切观察。

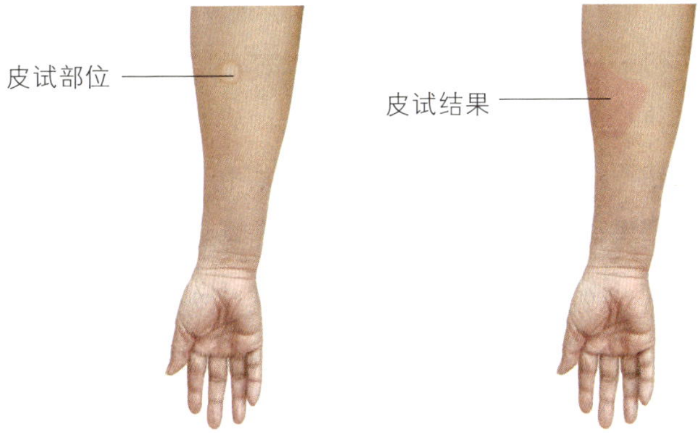

雾化用药和吸入装置用药有何异同之处?

相同之处

雾化用药与吸入装置用药的相同之处在于均为以呼吸道和肺为靶器官的直接给药方法，具有起效快、局部药物浓度高、用药量少、应用方便及全身不良反应少等优点，已作为呼吸系统相关疾病重要的治疗手段。

不同之处

雾化用药是一种需要使用雾化装置来使药物溶液变成气溶胶形态，并经口腔（或鼻腔）吸入的用药方式。临床常用的雾化吸入药物主要有吸入性糖皮质激素、短效β_2受体激动剂、短效胆碱M受体拮抗剂和黏液溶解剂等几大类。药物经雾化吸入后可产生局部及全身作用，理想的雾化吸入药物主要在肺部和气道产生作用，而作用于全身的不良反应少，在理化特性上具有“两短一长”的特点，即在气道黏膜表面停留时间短、血浆半衰期短和局部组织滞留时间长。

吸入装置用药可大致分为干粉吸入剂（DPI）、气雾剂（MDI）和喷雾剂。干粉吸入剂、气雾剂和喷雾剂都使用特制的吸入装置，由患者主动吸入肺中或直接喷到腔道黏膜及皮肤上。常见的吸入装置有都保、舒利迭等。

注射用药物是否可以雾化吸入？

注射用药物中含有防腐剂，如酚、亚硝酸盐等，吸入后可诱发哮喘发作。非雾化制剂的药物无法达到雾化颗粒要求，无法通过呼吸道清除，可能在肺部沉积，从而增加肺部感染的发生率，不推荐雾化使用。

雾化吸入疗法因药物直接作用于上、下呼吸道，具有起效迅速、疗效佳、全身不良反应少、不需要患者刻意配合等优势，被国内外广泛应用。呼吸系统常用的吸入制剂有支气管扩张剂、糖皮质激素、祛痰药物等。雾化器释出气溶胶后影响雾化效能的主要因素有：

有效雾化颗粒的直径	有治疗价值，即能沉积于气道和肺部的雾化颗粒直径，应为0.5~10.0μm，以3.0~5.0μm为佳。
单位时间的释雾量	指单位时间离开雾化器开口端能被吸入的气溶胶量。

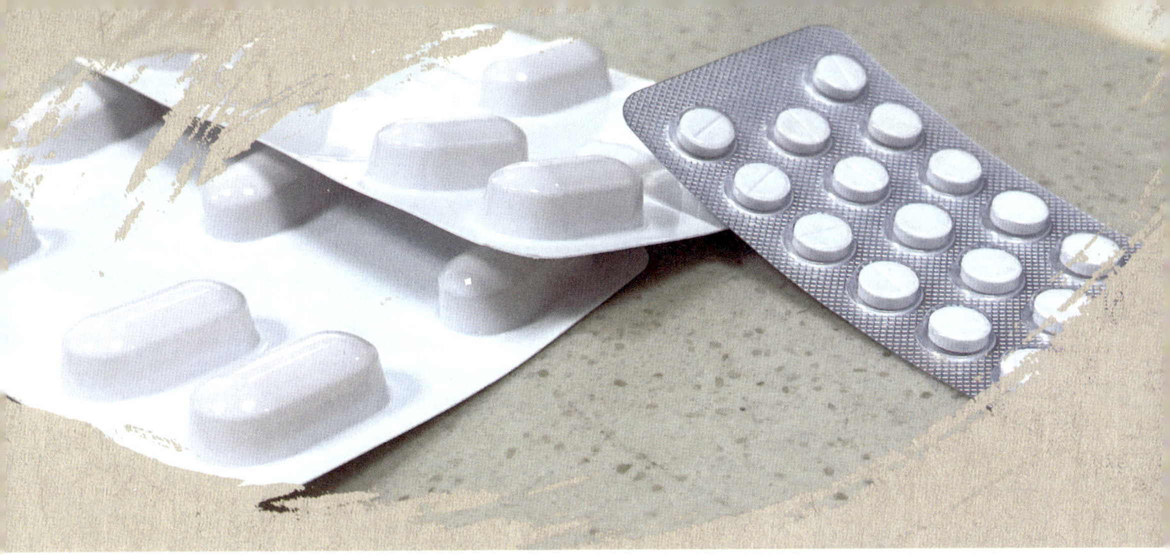

第三章 不同类型疾病药物的选择

普通感冒如何选药?

普通感冒具有一定的自限性,即感冒后,患者靠身体调节就能够控制病情的发展,并逐渐痊愈,所以症状较轻则无须吃药,症状明显、影响日常生活时才需要服药,以对症治疗为主,并注意休息、适当补充水分、避免继发细菌感染等。对症治疗药物主要包括减充血剂、抗组胺药、镇咳药、祛痰药、解热镇痛药及复方制剂。

减充血剂

减充血剂属伪麻黄碱类,该类药物可以使感冒患者鼻黏膜和鼻窦肿胀的血管收缩,有助于缓解感冒引起的鼻塞、流涕和打喷嚏等症状。伪麻黄碱能选择性收缩上呼吸道血管,对血压的影响较小,是普通感冒患者最常用的减充血剂。

抗组胺药

抗组胺药通过阻断组胺受体,抑制小血管扩张,降低血管通透性,有助于消除或减轻打喷嚏和流涕等症状。第一代抗组胺药,如氯苯那敏(扑尔敏)和苯海拉明具有不同程度的中枢抑制作用,表现为镇静、嗜睡作用,并且能一定程度地减轻咳嗽症状。第二代抗组胺药，如氯雷他定及西替利嗪等则不具备中枢镇静作用，也无抗胆碱作用，故不能镇咳，不推荐在感冒治疗中使用，主要用于过敏性鼻炎、过敏性皮肤病等疾病的治疗。

镇咳药

如前所述，镇咳药主要分为中枢性镇咳药和外周性镇咳药，前者直接抑制延脑咳嗽中枢，后者则抑制咳嗽反射弧中的感受器、传入神经、传出神经或效应器中的任何一环节而发挥镇咳作用。

祛痰药

祛痰药是指使痰液变稀、黏稠度降低而易于咳出，或能加速呼吸道黏膜纤毛运动、改善痰液转运功能的药物。常用祛痰药包括愈创甘油醚、氨溴索、溴乙新、乙酰半胱氨酸、羧甲司坦等，其中愈创甘油醚是常用的复方感冒药成分。祛痰药常与减充血剂、镇咳药、抗组胺药配伍使用。

解热镇痛药

解热镇痛药主要针对普通感冒患者的发热、咽痛和全身酸痛等症状。该类药物包括对乙酰氨基酚、布洛芬等。对乙酰氨基酚是其中较为常用的药物，但应注意超量使用对乙酰氨基酚可能造成肝功能损伤甚至肝坏死。布洛芬是儿童最常使用的解热镇痛药物，但孕妇禁用。

复方制剂

目前市场上的感冒药大多为复方制剂，含有上述各类药物或其他药物中的两种或两种以上成分，如新康泰克内含伪麻黄碱、氯苯那敏、右美沙芬等成分，泰诺感冒片内含对乙酰氨基酚、伪麻黄碱、氯苯那敏、右美沙芬等成分，因此复方抗感冒药应选其中的一种，如同时服用两种以上药物，可导致重复用药、超量用药，增加上述药物不良反应的发生率。

预防感冒可以使用抗菌药物吗?

不建议使用！普通感冒多由病毒感染引起，抗菌药物不能杀灭病毒，故不建议用抗菌药物治疗普通感冒，并且抗菌药物预防细菌感染是无效的，其应用过程中会产生消化道不适等不良反应，滥用抗菌药物还易诱导细菌耐药发生。只有当合并细菌感染时，才考虑应用抗菌药物治疗，如血常规中白细胞总数、中性粒细胞数和(或)C反应蛋白升高，伴有脓涕或咳黄脓痰、听力下降、耳部疼痛等症状，考虑有肺炎、鼻窦炎或中耳炎时，应加用抗菌药物进行治疗。

出现感冒咳嗽能自行服用头孢类药物吗?

不建议自行服用！头孢是抗菌药物，普通感冒多由病毒感染引起，抗菌药物不能杀灭病毒。一些患者在感冒后期会使用抗菌药物，是因为在感冒后期，这些患者会合并细菌感染，病毒入侵人体以后会造成患者呼吸道黏膜受损，导致局部防御力下降，如果此时接触细菌，则容易引起细菌感染和定植，此时患者会出现流黄鼻涕，咳黄痰、脓痰的情况，此类情况下服用抗菌药物是有效的。

由于头孢类抗菌药物的特殊性，使用之前必须确定自己对头孢类药物并不过敏。在服用头孢类药物期间，须避免饮酒，在用药之前和停药以后最好间隔72小时再饮酒，防止出现双硫仑样反应。双硫仑样反应又称酒醉貌反应，系指双硫仑抑制乙醛脱氢酶，阻碍乙醇的正常代谢，致使饮用少量乙醇也可引起乙醛中毒的反应，出现颜面或皮肤潮红、头晕、心慌、头痛、恶心、呕吐、发热，重者出现胸痛、呼吸困难、休克，甚至意识障碍、大小便失禁，危及生命健康，如果不确认是否存在过敏情况，建议到医院就诊，在就诊过程中，需要详细地告知医生自己的3天内乙醇接触史和7天内用药史，具体用药应当在执业医师或者执业药师的指导下进行。

普通感冒可以使用奥司他韦进行治疗吗？

不建议使用！绝大多数由病毒引起的感冒，都是自限性疾病，即无须治疗即可自愈，目前尚无专门针对普通感冒的特异性抗病毒药物，所以，普通感冒无须使用抗病毒药物治疗，过度使用有明显增加不良反应的风险。

部分家长群体认为，不管孩子得了多重的感冒，服用奥司他韦都可以马上康复。但其忽略了一个事实，奥司他韦只针对流感有效，适应证为成年人和1岁及1岁以上儿童的甲型和乙型流感，对甲型流感疗效显著，对乙型流感的作用不如甲型流感，文献证据也较少。

所以，对于普通感冒来说，奥司他韦作用有限甚至无效，家长首先应区分患儿所患的是流感还是普通感冒，若为流感，应尽早使用该药，48小时内服用能减轻症状，减少并发症，缩短病程；48小时后虽然能获益，但是程度大幅降低。普通感冒的治疗以对症治疗、缓解感冒症状为主，并嘱患儿尽量多休息，适当补充水分，保持室内空气流通，避免继发细菌感染。

普通感冒可以使用利巴韦林进行治疗吗？

利巴韦林，别名病毒唑，是一种抗非反转录病毒药物，适应证主要为呼吸道合胞病毒引起的病毒性肺炎与支气管炎、皮肤疱疹病毒感染等病毒性疾病。利巴韦林是广谱强效的抗病毒药物，体外试验数据提示其会干扰病毒复制所需的RNA代谢，抑制病毒RNA和DNA合成，所以利巴韦林常被用于治疗伤风感冒、发热不退、咳嗽喘

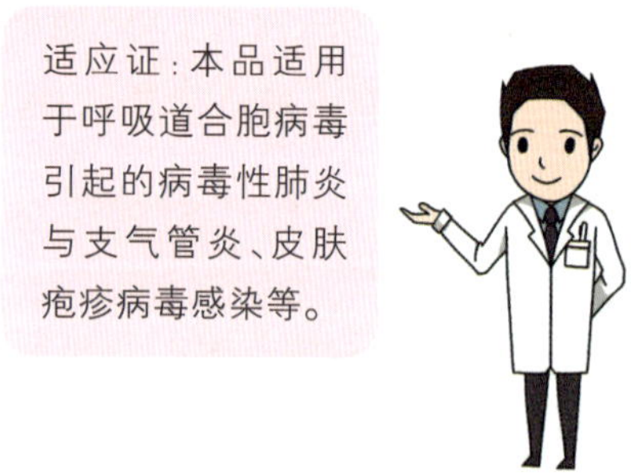

息、秋季腹泻、疱疹性咽峡炎、手足口病等病毒感染性疾病。

针对普通感冒,《中国儿童普通感冒规范诊治专家共识(2013年版)》明确提出,尚无针对普通感冒的特异性抗病毒药物。国内外多篇文献、指南均表明,利巴韦林在普通感冒及手足口病治疗中的疗效并不明确。另外,《流行性感冒诊疗方案(2020年版)》中有推荐用以治疗流感的药物,主要为奥司他韦、扎那米韦、帕拉米韦、阿比多尔、金刚烷胺、金刚乙胺等,未提及利巴韦林。

利巴韦林具有明确的致畸性和(或)杀胚胎的毒性作用、溶血性贫血等多种严重不良反应。利巴韦林缺乏儿科临床应用分析及指南支持,儿科应用的安全性和有效性尚需进一步评价。所以,如前文所述,感冒是一种自限性疾病,不区分是普通感冒还是流感就盲目使用抗病毒药物可能得不偿失,充分休息、合理营养、对症处理,才可以逐渐恢复。

咳嗽了是否应该立刻服用止咳药?服用止咳糖浆有效吗?

并不是所有类型的咳嗽都必须服用止咳药。首先,我们应当了解什么是咳嗽。咳嗽本身并不是疾病,而是人体的一种自我保护机制,当人体呼吸道受到病菌、变应原及异物等的刺激时,为了应对刺激,就会出现咳嗽的症状,通过咳嗽把病菌、变应原、异物等排出体外,但频繁剧烈的咳嗽会对患者的工作、生活和社会活动造成严重影响,这时就需要人为干预。

引起咳嗽的因素有很多,不同的病因具有不同的治疗方法,常见的病因是感冒,其临床表现除咳嗽外,还伴有其他上呼吸道相关症状,如流涕、喷嚏、鼻塞和鼻后滴流感、咽喉刺激感或不适等,主要是对症治疗。根据《咳嗽的诊断与治疗指南(2015年版)》,减充血剂与第一代抗组胺药物联合应用能明显缓解咳嗽症状,咳嗽剧烈者,必要时可使用中枢性或外周性镇咳药,但不建议普通感冒患者常规使用。如果为合并细菌感染的咳嗽,如痰量较多、咳脓性痰,则需要在医生指导下加用抗菌药物治疗。患者若在服药2~3周后咳嗽仍未见好转,建议前往医院就诊。

日常生活中常用的止咳糖浆是否一定管用呢?不见得!止咳糖浆主要

分为化痰类和镇咳类，前者含有稀释痰液的成分，如氨溴索、溴己新、乙酰半胱氨酸、愈创甘油醚等，使刺激呼吸道的分泌物更容易咳出，减少咳嗽；后者含有中枢镇咳药，如右美沙芬、可待因等药物，可直接影响脑部的咳嗽中枢，减轻其传出咳嗽指令，从而达到止咳目的，当然，还含有一些如桔梗、枇杷叶、川贝母等镇咳药，但目前其镇咳机制尚不明确。

糖浆本身具有一定的缓解咳嗽的作用，再加上止咳祛痰成分，可在一定程度上缓解咳嗽症状，但不同成分的止咳糖浆作用不同，不能盲目服用。有很多咳嗽的病因并不只是感冒或支气管炎那么简单，如上气道咳嗽综合征、胃食管反流病、咳嗽变异性哮喘等疾病隐匿且容易误诊，长期咳嗽的患者务必前往医院就诊。

鼻窦炎的药物治疗方法有哪些？

鼻窦炎根据持续时间长短分为急性鼻窦炎和慢性鼻窦炎，前者症状持续时间不超过4周，后者超过12周。急性鼻窦炎根据病因又分为急性细菌性鼻窦炎和急性病毒性鼻窦炎。

《2015-AAO-HNS临床实践指南：成人鼻窦炎（更新版）》（简称“指南”）指出，急性病毒性鼻窦炎具有一定的自限性，其治疗主要针对缓解鼻炎症状，不建议使用抗生素治疗，因为抗生素对病毒感染无效，也不能直接缓解症状。可以用生理盐水冲洗鼻腔，或者服用解热镇痛药、抗炎药、抗组胺药、止咳药、减充血剂、黏液溶解剂及鼻喷激素等，可单独使用或选用复方制剂来缓解症状。

如果鼻窦炎症状持续10天以上还未见改善，或疾病初期有严重症状，包括脓涕、高热或头痛，则需要考虑细菌性鼻窦炎，需要在医生的指导下使用口服抗菌药物。指南指出，对于急性细菌性鼻窦炎，阿莫西林（含或不含克拉维酸）为一线治疗药物，对青霉素过敏的成年人可选服阿奇霉素、多西环素及喹诺酮类药物等。疗程一般为5~10天，如在服用后7天或初始治疗期间恶化，应前往医院就诊。对于慢性鼻窦炎，急性期可照上述治疗办法处理，但建议前往医院进行规范化治疗。

肺炎患者抗菌药物的选择有哪些?

肺炎,通常指社区获得性肺炎(CAP)。目前国内多项成人社区获得性肺炎流行病学调查结果显示,肺炎支原体和肺炎链球菌是我国成人社区获得性肺炎的重要致病源。其他常见病原体包括流感嗜血杆菌、肺炎衣原体、肺炎克雷伯杆菌及金黄色葡萄球菌,但铜绿假单胞菌、鲍曼不动杆菌少见。

对于门诊轻症社区获得性肺炎患者,尽量使用生物利用度好的口服抗感染药物治疗,如口服阿莫西林或阿莫西林克拉维酸,或者阿莫西林-克拉维酸、阿莫西林-舒巴坦等,青年无基础疾病患者或考虑支原体/衣原体感染的患者可以口服多西环素或米诺环素等。

需要住院的社区获得性肺炎患者,推荐单用β-内酰胺类(青霉素和头孢类)或联合多西环素、米诺环素、大环内酯类(阿奇霉素、克拉霉素、红霉素等)或单用呼吸喹诺酮类(左氧氟沙星、莫西沙星等)。但与联合用药相比,呼吸喹诺酮类单药治疗不良反应少,并且无须进行皮试。重症肺炎患者需要前往医院接受规范化治疗。

肺炎患者的药物选择需要根据患者的年龄、基础疾病、临床特点、实验室及影像学检查、疾病的严重程度、肝肾功能、既往用药和药物敏感性情况,分析最有可能的病原,并评估耐药风险,选择恰当的抗感染药物和给药方案,不建议患者自行选择药物治疗。

反复患肺炎的人推荐使用增强免疫力的药物吗?

人类自身的防御系统能抵御大多数疾病,防治这些疾病的关键是提升自身免疫力,药物治疗等多种手段的运用只是为了提高或调节自身免疫系统,起到预防疾病、促进康复的作用。

增强机体免疫力的药物有很多,西药类包括核酪、左旋咪唑、胸腺素、丙种球蛋白、转移因子等;中药类包括玉屏风散、黄芪、党参等。但这些药物都是在患有某种疾病后,确定免疫力低下、需要药物帮助恢复免疫力时才考虑使用,因为大部分药品都有明确的不良反应,如左旋咪唑长期服用可抑制骨髓生长，免疫球蛋白等生物类药物也有类似的不良反应，中药长期服用也具有一定的肝、肾毒性，特别是对于处于生长发育期的儿童，伤害更大。肺炎反复发作并非都是由免疫力低下所致，咨询相关医生调整正确的治疗方案才是关键。

对于反复患肺炎的患者，目前暂无任何指南或临床数据提示可以使用提升免疫力的药物来进行预防，根据《中国成人社区获得性肺炎诊断和治疗指南（2016年版）》，戒烟、避免酗酒、保证充足的营养、保持口腔健康，都有助于预防肺炎发作；保持良好的卫生习惯，有咳嗽、喷嚏等呼吸道症状时戴口罩或用纸巾、肘部衣物遮挡口鼻有助于减少呼吸道感染病原体播散。另外，预防接种肺炎链球菌疫苗、流感疫苗可降低特定人群罹患肺炎的风险，并且对流感病毒性肺炎和流感继发细菌性肺炎有一定的预防作用。

哮喘患者如何规范化治疗？

哮喘是一种呼吸系统慢性疾病。小气道周围的肌肉发炎和收紧造成肺部气道变窄，进而导致咳嗽、喘鸣、气促和胸闷等哮喘症状。这些症状是间歇性的，在夜间或运动期间症状往往会加重。其他常见的“诱发因素”也会加剧哮喘症状。诱发因素因人而异，包括病毒感染（感冒）、灰尘、烟雾、气雾、天气变化、草和树花粉、动物毛皮和羽毛、强效肥皂、香水等。

目前哮喘无法根治，治疗目标以控制病情发展、减少和减轻急性发作为主，长期规范化治疗是哮喘控制的首要原则。《支气管哮喘防治指南（2020年版）》指出，治疗哮喘的药物可以分为控制药物和缓解药物，以及重度哮喘的附加治疗药物。

控制药物

控制药物是需要每天使用并长时间维持的药物，主要通过抗炎作用使哮喘维持临床控制，其中包括吸入性糖皮质激素（倍氯米松、布地奈德等）、全身性激素（泼尼松等）、白三烯调节剂（孟鲁司特等）、长效 β_2 受体激动剂（福莫特罗、沙美特罗等）、缓释茶碱、甲磺司特、色甘酸钠等。

缓解药物

缓解药物又称急救药物，在有症状时按需使用，通过迅速解除支气管痉挛从而缓解哮喘症状，包括速效吸入和短效口服 β_2 受体激动剂（沙丁胺醇、特布他林等）、吸入性抗胆碱能药物（异丙托溴铵、噻托溴铵等）、短效茶碱（氨茶碱、多索茶碱等）和全身性激素等。

重度哮喘的附加治疗药物

此类药物主要为生物靶向药物，如抗 IgE 单克隆抗体、抗 IL-5 单克隆抗体（美泊利单抗）、抗 IL-5 受体单克隆抗体（贝那利单抗）和抗 IL-4 受体单克隆抗体（度普利尤单抗）等，还有大环内酯类药物（阿奇霉素）等。

除了药物治疗，我们在生活中也应积极远离过敏性粉尘、烟雾颗粒，吸烟患者应积极戒烟，不吸烟患者拒绝被动吸烟，外出积极佩戴口罩，避免接触花粉、柳絮、雾霾等。哮喘作为一种慢性炎症性疾病，需要长期规范治疗，才能达到维持症状控制、预防急性发作的效果。

哮喘患者日常需要随身携带什么药物？

哮喘患者最担心的就是急性发作时，身边没有救命药。哮喘急性发作是指患者喘息、气促、胸闷、咳嗽等症状在短时间内出现或迅速加重，肺功能恶化，需要给予额外的缓解药物进行治疗的情况。一般来说，急性发作多是因为接触过敏性物质、刺激性粉尘、油烟或者发生呼吸道感染等，程度轻重不一，病情加重可以在数小时或数天内出现，部分严重患者短时间内可以发展为危重症哮喘，甚至危及生命。

所以，哮喘患者日常应随身携带能快速缓解哮喘急性发作的药物及平时服用的药物，如沙丁胺醇气雾剂或吸入性糖皮质激素联合福莫特罗的复合制剂等，这些药物均可以快速缓解支气管痉挛的状态，从而迅速缓解哮喘的症状。大多数轻度发作的患者在经过上述简单处理后，病情可以得到缓解，若用药后还未能缓解，请立即前往医院治疗。

老年或儿童哮喘患者可以随身携带急救盒、急救卡。急救盒内放入上述急救药品及平时服用的药品，盒面贴上患者的身份信息、家庭住址、家属联系电话等信息；急救卡上应写明患者所患疾病、可能出现的症状及正确的处理办法，如需要扶起并吸入喷雾剂等。

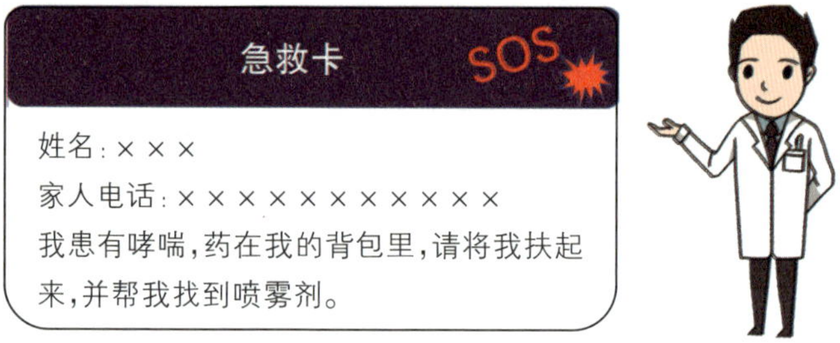
急救卡
SOS
姓名：×××
家人电话：×××××××××××
我患有哮喘，药在我的背包里，请将我扶起来，并帮我找到喷雾剂。

■ 支气管哮喘急性发作的家庭应急处理方法是什么？

哮喘发作的常见诱因有接触变应原、各种物理性或化学性刺激物或上呼吸道感染等。此时远离诱因极为重要，应保持房间清洁通风，并安抚患者的情绪，立即给予患者速效支气管舒张剂，如沙丁胺醇气雾剂等，此类药物能够迅速缓解支气管痉挛，每次吸2~4喷，一般间隔3小时重复使用，直到症状缓解。在使用速效支气管舒张剂时，可以同时增加控制药物（如吸入性糖皮质激素）的剂量，增加的吸入性糖皮质激素剂量至少是基础使用剂量的两倍，最高剂量可为二丙酸倍氯米松2000μg/d或等效剂量的其他吸入性糖皮质激素。如果没有沙丁胺醇气雾剂，可使用布地奈德-福莫特罗联合制剂，该药物也可迅速缓解症状，但建议一天不超过8喷。

若初始治疗和联用吸入性糖皮质激素治疗2~3天，患者的症状未完全缓解，或者症状加重，应口服激素治疗，建议给予泼尼松0.5~1.0mg/kg或等效剂量的其他口服激素治疗5~7天。

不管自行用药后症状是否缓解，都建议到医院就诊，评估哮喘的控制状况并查寻发作原因，调整控制药物的使用，预防今后的哮喘发作。

哮喘患者病情好转，如何调整药物剂量？

药物调整应在医生和药师的参与下进行。《支气管哮喘防治指南（2020年版）》将哮喘病情的严重程度分为1~4级，用药剂量与病情的轻重分级有关。指南同时指出，哮喘患者的长期阶梯式治疗方案分为1~5级，推荐用于多数哮喘患者，作为优选方案可以获得更好的症状控制、更好的安全性、更低的费用负担，以及更低的急性发作风险。

剂量调整包括吸入性糖皮质激素、β_2受体激动剂、吸入性抗胆碱药物、白三烯调节剂、缓释茶碱等药物的联用选择、剂量高低选择等。病情重、分级高，则使用较高剂量，药物联用；反之则应用中低剂量。另外，剂量需要随治疗反应进行调整，如果治疗后不能控制，治疗就要升级，即增加剂量或联合其他药物治疗。如果得到控制，就可以降级治疗，即降低剂量或撤出联合的药物。

一般缓解用药应在发作时按需吸入，发作停止后即可停用。应注意，虽然多数患者数天内症状即可得到缓解，但完全控制通常需要3~4个月。当哮喘症状得到控制并维持至少3个月、肺功能恢复正常并维持平稳状态时，才可考虑降级治疗，以找到维持哮喘控制的最低有效治疗级别。1年后可考虑停用，但具体停用方案须由主治医生评估后更换。

哮喘急性发作时使用孟鲁司特钠是否无效？

孟鲁司特钠是治疗支气管哮喘、阿司匹林哮喘、过敏性鼻炎等疾病的常用药，是白三烯受体拮抗剂的一种，是除吸入激素外可单独应用的长期控制药物。

目前对于哮喘急性发作，临床上更多的是选择速效支气管舒张剂，如沙丁胺醇或联合糖皮质激素使用，因为其能够迅速缓解支气管痉挛及呼吸困难的症状，只有当其他药物无效或长期治疗时才会考虑加用孟鲁司特钠。有研究表明，长期使用糖皮质激素会导致明显的不良反应和停药反应，特别是影响儿童的生长发育。

近年来，国内外大量临床研究证明，孟鲁司特钠可代替糖皮质激素用于治疗急性支气管哮喘。也有部分学者认为，两者联合能降低激素药物的用量，减少伤害，并且孟鲁司特钠耐受性好，不良反应少，易于接受，应该被作为哮喘的维持用药，但急性发作时作为抢救用药起效较慢。

所以，对于急性哮喘患者或是有既往发作史的患者，最应该做的是咨询专业的医生，合理选择药物，规范治疗，预防哮喘的发作。

慢阻肺患者如何规范化治疗?

慢阻肺是一种常见的、可预防和治疗的慢性气道疾病，其特征是持续存在的气流受限和相应的呼吸系统症状。引起慢阻肺的危险因素具有多样性的特点，宏观的概括为个体易感因素和环境因素共同作用。

治疗主要分为非药物治疗和药物治疗。戒烟是所有吸烟的慢阻肺患者的关键干预措施，应该强烈鼓励和支持所有吸烟患者戒烟；针对职业暴露，建议患者在条件许可时避免持续暴露于潜在的刺激物中。另外，呼吸康复治疗、氧疗、家庭无创通气、疫苗接种、内外科介入干预等措施能在一定程度上减轻患者的症状，并改善其生活质量。

《慢性阻塞性肺疾病诊治指南(2021年修订版)》指出，支气管舒张剂是慢阻肺的基础一线治疗药物，主要有β_2受体激动剂、抗胆碱能药物及甲基黄嘌呤类药物，可单用或联用，联用通常不增加不良反应。吸入性支气管舒张剂的疗效和安全性更优于口服，因此首选吸入治疗。短效β_2受体激动剂主要有特布他林、沙丁胺醇等，用于缓解急性症状，长期规律应用维持治疗的效果不如长效支气管舒张剂；长效β_2受体刺激剂为沙美特罗、福莫特罗等。抗胆碱能药物主要有短效的异丙托溴铵和长效的噻托溴铵、格隆溴铵等。茶碱类药物(甲基黄嘌呤类)可解除气道平滑肌痉挛，在我国慢阻肺治疗中使用较为广泛，常与长效β_2受体激动剂合用。

吸入性糖皮质激素不推荐稳定期慢阻肺患者单一使用，通常在使用1~2种支气管舒张剂的基础上考虑使用。有研究表明，最大化地进行支气管扩张治疗，仍然是慢阻肺管理的基石。对于急性加重高风险患者，特别是血嗜酸性粒细胞较高、合并哮喘，以及使用支气管扩张剂疗效欠佳的患者，糖皮质激素联合长效支气管舒张剂可能是更为合适的治疗选择。

其他药物，如磷酸二酯酶4抑制剂，其主要作用是通过抑制细胞内环腺苷酸降解来减轻炎症，代表药物为罗氟司特；祛痰药及抗氧化剂，此类药物的应用可促进黏液溶解，有利于气道引流通畅，改善通气功能，临床常用的祛痰抗氧化药物主要有乙酰半胱氨酸、羧甲司坦、厄多司坦、福多司坦和氨溴索等。

慢阻肺患者长期使用激素是否会导致肺炎？

根据化学性质，激素大体分为4类。第一类为类固醇，如肾上腺皮质激素、性激素；第二类为氨基酸衍生物，如甲状腺素、肾上腺髓质激素、松果体激素等；第三类激素的结构为肽与蛋白质，如下丘脑激素、垂体激素、胃肠激素、降钙素等；第四类为脂肪酸衍生物，如前列腺素。慢阻肺患者常说的激素为糖皮质激素，是肾上腺皮质激素的一种。目前，糖皮质激素是治疗慢阻肺最有效的抗炎药物。

目前人们对于激素的态度有点儿“谈虎色变”，其实大可不必。糖皮质激素的药物不良反应与其疗程、剂量、用药种类、用法、给药途径有关。长期全身应用糖皮质激素类可引起较多的不良反应，如抑制机体免疫反应，诱发或加重感染，或消化道溃疡、出血、向心性肥胖、青光眼、水钠潴留、高血压、糖尿病、骨质疏松等，但吸入性糖皮质激素主要分布于肺部，发挥抗炎作用，全身暴露量极低，不良反应发生率较低。

有研究表明，虽然稳定期慢阻肺患者接受吸入性糖皮质激素治疗后肺功能明显改善，但应用吸入性糖皮质激素治疗组肺炎的发生率较对照组略高，发生率还受以下因素影响：①吸烟；②年龄≥55岁；③有急性加重史或肺炎史；④体重指数（BMI）<25kg/m^2；⑤改良版英国医学研究委员会量表>2级或存在严重的气流受限；⑥低嗜酸性粒细胞。

《慢性阻塞性肺疾病糖皮质激素规范管理专家共识（2021版）》指出，慢阻肺稳定期吸入治疗不推荐单用吸入性糖皮质激素。在使用1种或2种长效支气管舒张剂的基础上可以考虑联合吸入性糖皮质激素治疗。正规医疗机构的医生会根据患者的病情，如合并其他疾病等，在权衡利弊情况下开具糖皮质激素，目的是改善急性症状。虽然用吸入性糖皮质激素可能诱发肺炎，但对有些患者来说，加用吸入性糖皮质激素获得的利益比不用更大，而且肺炎可通过其他干预手段进行预防或治疗。

吸入装置是否需要清洁？如果需要，应如何处理？

应遵循制造商的操作建议进行清洁与维护，避免雾化器被污染。每个厂商对不同的产品可能有不同的消毒方法，因此，应遵循制造商的建议指南进行雾化器的消毒。

目前常用的吸入装置可分为3类：压力定量吸入器（pMDI）、干粉吸入器（DPI）和软雾吸入器（SMI）。

对于传统定量吸入器，每次用完可以用湿纸巾或乙醇擦拭吸嘴及瓶身，晾干后盖上盖子干燥密封保存，可拆卸的部分可以用温水冲洗，最后晾干，阴凉环境下保存。如果使用了外接的储雾罐，则每1~2周用温水清洗1次罐体内部，频繁清洗可能破坏罐体内表面的电离子层，使药物颗粒黏附在表面而降低吸入剂量，但是软面罩可以每天用乙醇擦拭或温水清洗，清洗后晾干，保证下次用前的干燥。

干粉吸入器分为单剂量型和多剂量型，前者需要保持腔室的干燥，建议用湿纸巾或乙醇湿巾擦拭，擦干后保存；后者只需要擦拭吸嘴部分，注意不能对着吸嘴吹气，因为呼出的气体中含有水蒸气，可能会使装置内的药粉凝结成团，影响药效。

软雾吸入器清洗前先断电，然后将可拆卸部分拆下准备清洗，如面罩、软管、药液瓶等，清洗可以用流动水加中性肥皂或者洗洁精，但是务必冲洗干净，也可以用水煮沸5分钟，最后用纯净水冲洗干净，风干备用，用热消毒前请确认材料是否耐高温。

治疗哮喘的奥马珠单抗是什么?

奥马珠单抗是一种重组DNA衍生的人源化单克隆抗体,是哮喘领域第一种靶向治疗药物,也是目前中国上市的唯一一种可用于治疗儿童哮喘的分子靶向药物。

基于人们对这种治疗儿童哮喘的分子靶向药物抱有的一些疑问,《奥马珠单抗治疗儿童过敏性哮喘的临床实践指南(2019年版)》给出了一些建议。

指南指出,奥马珠单抗可用于治疗年龄≥6岁的重度哮喘患儿,并且对于重度持续性过敏性哮喘患儿,其适应证在国内已获批。对不同程度的持续性过敏性哮喘患儿或合并过敏性鼻炎、慢性鼻窦炎或过敏性结膜炎等有严重并存疾病的儿童,均可减轻哮喘症状,降低急性发作风险。但是,奥马珠单抗目前不适用于哮喘急性加重或急性发作治疗,有待进一步研究。

研究数据显示,未在任何儿童中检测到抗奥马珠单抗抗体,没有证据表明长期奥马珠单抗治疗会出现新的或更严重的不良事件。在治疗12~16周时可判断治疗的有效性,但最佳治疗疗程尚不确定。

总的来说,奥马珠单抗对于常规治疗效果不佳的中至重度过敏性哮喘具有重要意义,可显著减少哮喘急性重度发作的风险,缓解临床症状,减少控制用药剂量,并显著提高患儿及其照护者的生活质量,但奥马珠单抗所需要的确切治疗时间及评估治疗效果的相关生物学指标目前仍不明确,还有很多临床问题尚未解决。

临床常用的激素类药物有哪些?

人们常说的激素主要指糖皮质激素,根据其化学性质,大体分为4类,即类固醇、氨基酸衍生物、肽与蛋白质、脂肪酸衍生物。

类固醇主要分为肾上腺皮质激素(盐皮质激素和糖皮质激素)、性激素(雌激素、孕激素及雄激素等)。盐皮质激素基本无临床药物。临床常用的糖皮质激素药物有:短效的氢化可的松、可的松;中效的醋酸泼尼松、醋酸泼尼松龙,甲泼尼龙、曲安奈德;长效的地塞米松、倍他米松等。糖皮质激素具有抗炎、抗毒、抗过敏、抗休克、非特异性抑制免疫及退热等多种作用。雌激素类药物有雌二醇及其衍生物，被广泛应用于避孕、治疗女性围绝经期综合征、男性前列腺增生，以及其他内分泌失调病等。孕激素类药物主要有黄体酮、炔诺酮、地屈孕酮等，主要是妇科用药。雄激素类药物主要有甲睾酮、丙酸睾酮等。

氨基酸衍生物包括甲状腺素、肾上腺素、褪黑素等。肽与蛋白质包括胰岛素、降钙素等。脂肪酸衍生物包括前列腺素等。

■ 慢阻肺患者建议接种流感疫苗/肺炎疫苗吗?

慢阻肺是一种常见的、可预防和治疗、以持续存在的呼吸系统症状和气流受限为特征的疾病。慢阻肺急性加重（AECOPD）是慢阻肺患者呼吸系统症状出现急性加重[典型症状可为呼吸困难加重、咳嗽加剧、痰量增多和（或）脓性痰]的过程。我国慢阻肺患者平均每年发生0.5~3.5次急性加重，在严重影响患者身体健康和生活质量的同时，也给社会和家庭造成了沉重的经济负担。慢阻肺急性加重最常见的原因是上呼吸道病毒感染和气管-支气管感染，气道内细菌负荷增加气道内出现新菌株。几乎50%的慢阻肺急性加重患者合并上呼吸道病毒感染，常见病毒为鼻病毒属、呼吸道合胞病毒和流感病毒。64%的患者在患慢阻肺急性加重之前有感冒病程。

接种流感疫苗可以降低慢阻肺患者严重肺部感染的发生率，降低因慢阻肺急性加重入院率及死亡率。23价肺炎球菌多糖疫苗（PPSV23）已被证明可以降低存在并发症且FEV1预计值<40%的65岁以下慢阻肺患者的社区获得性肺炎的发生率；13价结合型肺炎球菌疫苗（PCV13）可降低65岁以上人群患菌血症和严重侵袭性肺炎球菌肺炎的风险。GOLD指南建议，所有65岁以上的患者接种肺炎球菌疫苗，即13价结合性肺炎球菌疫苗和23价肺炎球菌多糖疫苗；23价肺炎球菌多糖疫苗也推荐给患有严重并存疾病（慢性心脏病或肺病）的年轻患者。在加强营养和体育锻炼增强免疫力的基础上，仍有频繁加重和（或）多次住院的高龄体弱合并多种基础疾病的患者，可以考虑接种流感疫苗和（或）肺炎疫苗。

慢阻肺患者出现失眠怎么选药?

失眠通常是指患者对睡眠时间和(或)睡眠质量不满足并影响日间社会功能的一种主观体验。治疗失眠的药物主要有以下7类:①传统的苯二氮䓬类药物(BZD)(如三唑仑、艾司唑仑、阿普唑仑等);②新型非苯二氮䓬类药物(non-BZD)(如唑吡坦、佐匹克隆、扎来普隆等);③褪黑素和褪黑素受体激动剂(如雷美尔通、阿戈美拉汀);④三环类抗抑郁药(如阿米替林、氯米帕明、多塞平);⑤选择性5-HT再摄取抑制剂(SSRI)(如帕罗西汀、舍曲林);⑥5-HT和去甲肾上腺素再摄取抑制剂(SNRI)(如文拉法辛、度洛西汀);⑦其他类(如米氮平、曲唑酮)。

失眠的治疗原则是把握获益与风险的平衡,遵循治疗原则的同时兼顾个体化原则;注意同时治疗原发或伴发疾病;药物治疗的同时提倡健康睡眠习惯的培养。慢阻肺属于最常见的慢性气道系统疾病,其特征是持续存在的气流受限和相应的呼吸系统症状。由于苯二氮䓬类药物存在呼吸抑制等不良反应,因此在慢阻肺患者中应慎用;非苯二氮䓬类药物受体选择性强,次晨残余作用发生率低,使用唑吡坦和佐匹克隆治疗稳定期的轻至中度慢阻肺的失眠患者尚未发现有呼吸功能不良反应的报道,但扎来普隆对伴呼吸系统疾病失眠患者的疗效尚未确定。褪黑素受体激动剂雷美尔通可用于治疗睡眠呼吸障碍合并失眠的患者,但需要进一步的研究。

支气管扩张患者是否可以长期预防性使用抗菌药物?

支气管扩张症(简称"支扩")是由各种病因引起的反复发生的化脓性感染,导致中小支气管反复损伤和(或)阻塞,致使支气管壁结构破坏,引起支气管异常和持久性扩张,临床表现为慢性咳嗽、大量咳痰和(或)间断咯血、伴或不伴气促和呼吸衰竭等轻重不等的症状。支扩本质上是一种慢性气道炎症性疾病,支扩的治疗目的包括治疗潜在病因以延缓疾病进展和减少急性加重。近年来,国内外有关支扩稳定期患者长期抗菌药物治疗的研究逐渐开展,为支扩患者的抗菌药物应用提供了循证医学证据。抗菌药物治疗根据使用途径分为口服、吸入和静脉滴注。

大量研究证实，长期口服阿奇霉素或红霉素、克拉霉素可减少支扩患者痰量和急性加重次数，不良事件无明显增加，但胃肠道不良反应略有增加。长期小剂量口服大环内酯类药物可作为预防支扩患者反复急性加重（每年≥3次）的首选治疗，其机制可能是大环内酯类药物具有免疫调节作用。

对于每年急性加重≥3次的支扩患者，推荐接受长期（≥3个月）口服小剂量大环内酯类抗菌药物治疗。由于大环内酯类单药治疗会增加非结核分枝杆菌和铜绿假单胞菌的耐药性，因此，在开始长期抗菌药物治疗前，需要明确患者有无活动性非结核分枝杆菌感染、肝肾功能不全等情况，每月随访评估患者的疗效、不良反应，定期检测痰培养和药物敏感性试验。但长期静脉使用抗菌药物有效性和安全性仍不明确，由于担心抗菌药物的滥用和安全性问题，临床不做推荐。

长期使用激素的患者病情稳定后如何减药？

糖皮质激素拥有强大的抗炎、抗毒、抗休克和免疫抑制作用，在重症感染、自身免疫病等疾病的治疗中都具有不可替代的重要地位。但是，长期使用糖皮质激素（泼尼松>20mg/d，持续3周以上）可诱发或者加重呼吸道等系统的感染，诱发消化道溃疡，导致骨质疏松、肌肉萎缩等严重的不良反应，故症状稳定后应及时减量。长期使用糖皮质激素会导致医源性肾上腺皮质功能亢进（HPA），如骤然停药或快速减量会导致肾上腺皮质功能不全的症状，使患者病情加重或者反复。现以泼尼松为例，短期糖皮质激素治疗（不超过3周），即使剂量较大，也可直接停药，无须缓慢减药，对于长期使用的患者，建议按照每次减量10%~20%的原则进行。减量方案：起始剂量≥40mg/d，每1~2周减量5~10mg/d；20~40mg/d时，每1~2周减量5mg/d；10~20mg/d时，每2~3周减量2.5mg/d；5~10mg/d时，每2~4周减量1mg/d；减量至5mg/d时，每2~4周减量0.5mg/d，可以使用隔日交替减量法，如每次5mg，隔日1次和每次4mg，隔日1次，直至减量完成。但不同患者对于糖皮质激素的代谢情况存在差异，导致不同患者在相同给药方案下，糖皮质激素对其下丘脑-垂体-肾上腺轴的抑制程度不同，其减药方案也不一致，如有需要，也可以通过测定患者的肾上腺皮质功能来确定停药方案。

肺脓肿患者好转后是否可以自行停用抗菌药物？

肺脓肿是由一种或多种病原体所引起的肺组织化脓性病变，早期为化脓性肺炎，继而坏死、液化、形成脓肿。肺脓肿绝大多数是内源性感染，主要由吸入口咽部菌群所致。其常见病原体与上呼吸道、口腔中的寄居菌一致，包括需氧菌、兼性厌氧菌和厌氧菌等。为防止肺组织的进一步损伤及出现其他并发症，需要进行及时、有效的抗感染治疗，伴有脓胸或液平的患者需进行引流治疗。及时、有效的抗感染治疗对于感染性疾病的治疗非常重要。肺脓肿的疗程为6～8周，用够疗程，才能有效清除症状消失后仍然没有完全杀死的致病菌，如在症状消失后停药，则当残存的致病菌遇到合适的条件时，会大量繁殖，那么疾病就会反复。抗菌药物的应用应遵循早期用强效、足量的抗菌药物的原则，要足疗程用药，治疗过程可酌情采用降阶梯疗法。

肺栓塞患者可选用的抗凝药物有哪些？

肺栓塞的全称为肺血栓栓塞症，是由来自静脉系统或右心的血栓阻塞肺动脉或其分支所致，以肺循环和呼吸功能障碍为主要病理、生理特征和临床表现，通常所称的肺栓塞即肺血栓栓塞症。肺栓塞是导致死亡的常见疾病。肺栓塞治疗中，抗栓治疗对于降低患者的死亡率、预防静脉血栓栓塞症再发极为重要。抗栓包括抗凝和溶栓。根据《中国急性血栓性疾病抗栓治疗共识》，在所有需要抗凝治疗的肺栓塞患者中，至少需要抗凝治疗3个月，目前传统的抗凝治疗即及时给予肠道外抗凝药[普通肝素（UFH）、低分子肝素（LMWH）、磺达肝癸钠]。近年来，新型口服抗凝药发展迅速，在某些情况下，可替代传统的抗凝治疗。根据患者的病情，可推荐的抗凝药物有如下几种。

1. 对于高危肺栓塞患者，推荐立即静脉给予普通肝素抗凝治疗。

2. 对于大多数中低危肺栓塞患者，推荐低分子肝素或磺达肝癸钠抗凝治疗。

3. 对于大多数中低危肺栓塞患者，可以使用Xa因子抑制剂（利伐沙班、阿哌沙班）替代肠道外抗凝续贯维生素K拮抗剂治疗；或达比加群酯替代维生素K拮抗剂治疗，联合肠道外抗凝治疗。

4. 对于有肾功能不全的肺栓塞患者，不推荐使用新型口服抗凝药。

5. 在肺栓塞不合并恶性肿瘤且适用新型口服抗凝药的患者中，长期抗凝推荐应用达比加群、利伐沙班。

6. 对于合并恶性肿瘤的患者，推荐应用低分子肝素作为长期抗凝药。

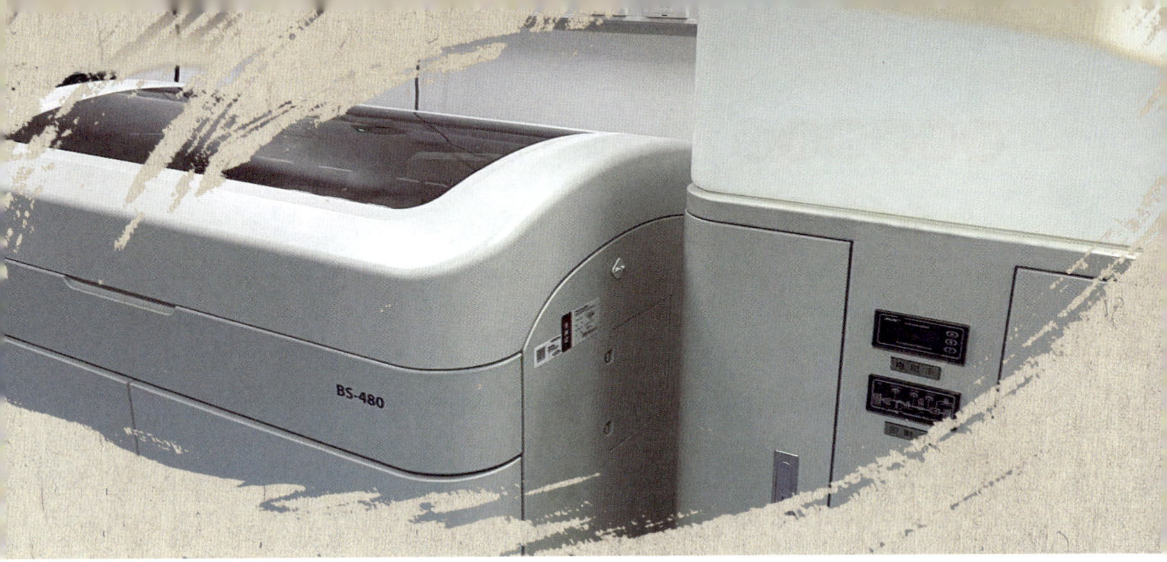

第四章 呼吸系统疾病用药的注意事项

服用祛痰药桉柠蒎肠溶软胶囊应注意什么?

桉柠蒎肠溶软胶囊是仿制进口祛痰药吉诺通制备的新药。吉诺通是20世纪80年代初德国保时佳大药厂开发、研制出的祛痰药。桉柠蒎肠溶软胶囊由桃金娘科桉属和芸香科桔属及松科松属植物的提取物组成,主要成分为桉油精、柠檬烯和α-蒎烯,其药理作用为加速气管黏膜纤毛运动及促进呼吸道腺体分泌,进而促使黏液移动速度增加,有助于痰液排出。桉油精、柠檬烯和α-蒎烯都为挥发性成分,桉油精属于单萜类化合物,由富含桉叶素的精油(如桉叶油)分馏提取,并且遇热不稳定,故服用桉柠蒎肠溶较胶囊须避免使用热水,应使用凉水送服。

哮喘患者使用吸入性糖皮质激素应注意什么?

糖皮质激素是治疗和控制哮喘最有效的药物,激素吸入后可迅速到达炎症部位,直接抑制与哮喘有关的炎症细胞,降低炎症细胞对炎症介质的释放,减轻黏膜水肿,抑制气道黏膜腺体过度分泌,增加黏液的清除,并降低气管高反应性。吸入用药能迅速、直接地作用于气道靶位,降低激素口服或静脉给药时的全身不良反应;吸入激素适用于不同年龄、不同严重程度的呼吸疾病患者。但长期应用糖皮质激素可能导致医源性肾上腺皮质功能亢进

(HPA)及其他不良反应事件,故用药期间需要注意以下几点。

1 遵循医嘱,坚持每天定时定量用药,即使在症状缓解期也应按照维持量吸入治疗;而当病情未见显著改善或更趋严重时不能自行增加吸入剂量,应及时就医,在医生的指导下采取升阶梯治疗,使病情得到有效控制。

2 每次吸入治疗后,应及时用淡盐水或清水漱口。

3 虽然糖皮质激素的吸入剂量较口服小,但还需要关注药物可能引起的不良反应,包括肥胖、多毛、肌无力、水肿、高血压、骨质疏松、糖尿病等。

4 针对干粉吸入器(DPI)和定量压力气雾剂(pMDI)装置的使用应参照药品说明书的具体操作步骤。

5 对于儿童或者其他不能配合的患者,可以在定量压力气雾剂装置的基础上加用储物罐,储物罐能够降低患者的操作难度,还能增加药物的肺部沉积率。

确诊流感后使用奥司他韦应注意什么?

奥司他韦是一种作用于神经氨酸酶的特异性抑制剂,其通过抑制神经氨酸酶的作用,可以抑制成熟的流感病毒脱离宿主细胞,从而抑制流感病毒在人体内的传播,以起到治疗流行性感冒的作用。临床用于成年人和≥1岁儿童的甲型和乙型流感治疗,一经确诊,患者应在第一次出现症状的48小时以内使用。奥司他韦作为抗病毒药物,可能会抑制活疫苗病毒的复制,故用药后48小时内不应使用减毒活疫苗。

奥司他韦最常见的药物不良反应为恶心、呕吐和头痛,大多数药物不良反应是在治疗第一天或第二天时的个例,并且在1~2天内自行缓解。在对成年人或青少年的预防研究中,最常见的药物不良反应为恶心、呕吐、头痛和疼痛。儿童患者最常见的药物不良反应为呕吐。

奥司他韦比较严重的不良反应为精神神经系统反应,使用本品的流感患者,特别是儿童和青少年中,曾有惊厥和谵妄等类似于神经精神病学事件的报道,部分病例还出现致命性结果。由于这些事件是在临床用药中自发报告的,因此,未进行发生频率的评估。为保证临床用药安全,在使用奥司他韦期间,应对患者的异常行为征兆进行密切观察,特别是对儿童和青少年。如果患者出现精神神经性症状,应对其进行继续治疗的风险收益评价。

退热药伤肝吗?

退热药根据其重要机制可分为:①非甾体抗炎药,如对乙酰氨基酚、布洛芬、阿司匹林、双氯芬酸钠等;②糖皮质激素,如地塞米松、甲强龙等,此类药物用于急性炎症反应综合征或病情严重者,而非常规用药。对于非甾体抗炎类退热药,临床相对较常用的药物为布洛芬和对乙酰氨基酚。

对乙酰氨基酚从小肠吸收,主要在肝脏中经葡萄糖苷酸化和硫酸化,代谢为水溶性物质,经尿液排出;较小的一部分经过细胞色素P450(同工酶CYP_1A_2、CYP_2E_1、CYP_3A_4)的羟基化,形成了强力的烷化物对乙酰苯醌亚胺(NAPQI),与葡萄糖苷酸结合后经胆汁排泄。因对乙酰氨基酚葡萄糖苷酸化和硫酸化受限,故其治疗指数小。因此,增加对乙酰氨基酚的剂量,会导致大部分对乙酰氨基酚活化成为对乙酰苯醌亚胺,耗尽肝脏中储存的谷胱甘肽。当谷胱甘肽的消耗达到危险水平时,对乙酰苯醌亚胺将影响肝细胞结构,从而导致肝细胞损伤。值得注意的是,肝硬化患者生成对乙酰苯醌亚胺的风险较高。住院患者常因营养不良、疾病和低体重,导致谷胱甘肽储备减少,正常推荐剂量的药物应用可能会引起肝功能损害。

布洛芬主要通过肾脏排泄,不良反应包括可能会诱发哮喘,按照推荐剂量使用较安全,过量容易造成肾损伤。

如何避免激素使用的不良反应?

糖皮质激素有抗炎、抗毒、抗休克、抗免疫抑制等多方面的作用，临床被广泛用于呼吸内科、肾脏内科、风湿科等。糖皮质激素的不良反应包括：库欣综合征；诱发或加重感染；胃、十二指肠溃疡，上消化道出血；骨质疏松，股骨头坏死；晶状体老化(白内障)，青光眼；精神症状；神经症状，癫痫。

1 库欣综合征即医源性肾上腺皮质功能亢进，过量使用激素时可引起脂代谢、糖代谢和水盐代谢紊乱，为避免此不良反应，应采取低盐措施防止高血压，高蛋白饮食防止高血脂，加用氯化钾防止低血钾，还可通过控制饮食、少吃多餐、粗细搭配、适当运动等方式来防止血糖升高。

2 糖皮质激素引起的消化系统出血可使用奥美拉唑、兰索拉唑等质子泵抑制剂或雷尼替丁等H_2受体拮抗剂来避免。

3 长时间应用糖皮质激素，应定期行磁共振(MRI)检查以预防糖皮质激素引起的股骨头坏死，早期不严重的股骨头坏死经保守治疗可完全恢复，但严重程度如超过患者可承受的范围，应尽快减小激素的用量，必要时加用免疫抑制剂。

4 在睡前直接吞服钙片可避免糖皮质激素引起的骨质疏松。

5 原发性开角型青光眼的患者及其子女，以及高度近视和对糖皮质激素呈高敏感反应的人群，需要定期监测眼压，同时谨慎使用含有糖皮质激素的眼药来避免糖皮质激素引起的眼部不良反应。

最后，为了配合人体糖皮质激素的分泌节律，患者应在早晨7~8点一次性使用糖皮质激素，这样可以显著减少和预防肾上腺皮质功能减退和皮质萎缩的不良后果。

长期吸入激素会造成哪些影响？激素使用安全吗？有什么不良反应？

吸入性糖皮质激素(ICS)是治疗慢性气道炎症的安全有效的药物。目前，主要的吸入给药方法包括压力型定量气雾剂、干粉吸入剂和雾化吸入等。雾化吸入主要利用气体射流、振动等原理，将药物转换成气溶胶形式，并随呼吸气流进入呼吸道。激素吸入后可迅速直接到达炎症部位，直接抑制与哮喘有关的炎症细胞，降低炎症细胞释放炎症介质，减轻黏膜水肿，抑制气道黏膜腺体过度分泌，增加黏液的清除，并降低气道高反应性。相对于口服或静脉用糖皮质激素，雾化吸入的激素直接作用于病变部位，因此与全身激素相比具有用药剂量小、见效快、作用强而不良反应少的特点。糖皮质激素适用于不同年龄、不同哮喘严重程度的患者，临床应用规范量的糖皮质激素较为安全。

但即使吸入给药属于局部用药，也存在全身不良反应的风险，如长期吸入大剂量吸入性糖皮质激素，突然停药可能存在撤药反应；长期吸入用药也可能会掩盖一些有感染的症状，或在使用时诱发新的感染。另外，吸入性糖皮质激素长期使用可引起咽部不适、声音嘶哑、舌部及口腔念珠菌感染，大剂量应用可能加重骨质疏松症、糖尿病、高血压、肥胖、白内障、青光眼等。

口服可待因会出现哪些不良反应？会影响到驾驶吗？

可待因的常见不良反应包括：①困倦、头晕、抑郁、欣快感、焦虑、疲劳、头痛、失眠、紧张、肢体颤抖、嗜睡、眩晕、视力障碍等神经系统反应。②气促等呼吸系统反应；恶心、呕吐、便秘、腹部痉挛、厌食、腹泻、口腔干燥、胃肠炎、胰腺炎等消化系统反应。③皮疹、出汗、荨麻疹、瘙痒等皮肤或皮下组织反应。④脸红、低血压、心悸、心源性晕厥等心血管系统症状。⑤雄激素缺乏症、5-羟色胺综合征等内分泌代谢反应。⑥过敏反应。

较为严重的不良反应可能有：①死亡（同时使用阿片类镇痛药和苯二氮䓬类药物会增加药物相关死亡的风险，如非苯二氮䓬镇静剂或催眠剂、抗焦虑药物、镇静剂、肌松剂、全身麻醉剂、抗精神病药、其他类阿片剂、乙醇)。②新生儿阿片类药物戒断综合征、成瘾、中枢抑制、癫痫发作的神经系统反应。③危及生命的呼吸抑制、呼吸骤停;循环抑郁、休克、严重低血压和心搏骤停。④血清素综合征。⑤肾上腺皮质功能不全。

困倦、头晕、抑郁、欣快感、焦虑、疲劳、头痛、失眠、紧张、肢体颤抖、嗜睡、眩晕、视力障碍等神经系统反应属于可待因的常见不良反应,驾驶车辆需要驾驶员高度集中的精神和清晰的视力,故患者用药期间应避免驾驶车辆。

奥马珠单抗的常见不良反应有哪些?

12岁及以上患有哮喘的成年人和青少年患者临床试验期间的常见不良反应有:①低血压、缺血性脑卒中;②晕厥、头痛、疼痛、乏力、头晕、发热、偏头痛、窦性头痛、焦虑;③关节痛、骨折、下肢痛、上肢痛、肌痛、四肢疼痛、肌肉骨骼疼痛;④荨麻疹、肿胀、发红、发热、灼烧、刺痛、疼痛、硬化、肿块和炎症、脱发、瘙痒、皮炎;⑤注射部位反应、病毒感染、喉咙或舌部的血管性水肿、耳痛、中耳炎、节肢动物叮咬感、牙痛、真菌感染。

6~12岁儿童哮喘患者临床试验期间的不良反应有:①支气管炎;②荨麻疹、瘙痒、皮炎;③乏力、头晕;④肌关节痛、骨折、下肢痛、上肢痛;⑤耳痛;⑥鼻息肉;⑦上腹痛;⑧头痛、头晕;⑨恶心;⑩鼻咽炎、病毒性上呼吸道感染、上呼吸道感染、鼻窦炎、咳嗽;⑪关节痛;⑫头痛。

奥马珠单抗药品上市后新的不良反应有:①头发减少、皮疹、荨麻疹、皮肤血管性水肿;②支气管痉挛、喉咙或舌部的血管性水肿、咳嗽;③关节炎、关节痛;④低血压、胸闷;⑤头痛、晕厥;⑥血清病、淋巴结病。

思力华"噻托溴铵粉吸入剂"怎么使用?需要注意什么?

噻托溴铵具有扩张支气管的作用,适用于慢阻肺的维持治疗,包括慢性支气管炎和肺气肿,伴随性呼吸困难的维持治疗及急性加重的预防。

患者使用HandiHaler(药粉吸入器)吸入装置从噻托溴铵胶囊中吸入所

需药物时，装置的正确使用是至关重要的。

首先应了解吸入装置的结构：①防尘帽；②吸嘴；③基托；④刺孔按钮；⑤中央室。

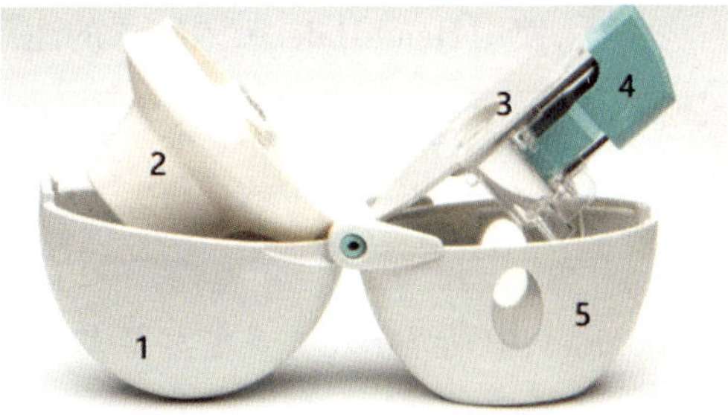

其次应了解使用步骤，具体如下。

1 打开防尘帽，完全按下刺孔按钮，再松开。

2 向上拉，打开防尘帽，然后打开吸嘴。

3 从泡罩中取出1粒胶囊（只在用前即刻取出），将其放入中央室，无论以何种方式放置胶囊均可。

4 用力合上吸嘴，直至听到"咔哒"声，保持防尘帽敞开。

5 手持HandiHaler吸入装置，使吸嘴向上，将绿色刺孔按钮完全按下1次，然后松开。这样可以在胶囊上刺出许多小孔，当吸气时药物便可释放。

6 完全呼气（先做1次深呼吸）。注意不要对着吸嘴呼气。

7 举起HandiHaler吸入装置放到嘴上，用嘴唇紧紧含住吸嘴，保持装置与头部垂直，缓慢地深吸气，其速度应足以使人听到或感到胶囊震动。吸气至肺部充满时，尽可能长时间地屏住呼吸，同时从口中取出HandiHaler吸入装置，重新开始正常呼吸。重复步骤6和7各1次，胶囊中的药物即可完全吸出。

8 再次打开吸嘴，倒出用过的胶囊并弃之。关闭吸嘴和防尘帽，将HandiHaler吸入装置保存起来。

最后，使用HandiHaler吸入装置的注意事项如下：

1 HandiHaler吸入装置是专为噻托溴铵胶囊而设计的，不得用于其他任何药物。装置可以连续使用1年。

2 HandiHaler吸入装置需要每月清洁1次。清洁方法如下：打开防尘帽和吸嘴，然后向上推起刺孔按钮，打开基托，用温水全面淋洗吸入器以除去粉末，将HandiHaler吸入装置置于纸巾上吸去水分，之后保持防尘帽、吸嘴和基托敞开，置于空气中晾干，需要24小时。因此，应在刚用过之后立即进行清洁，这样可以保证下次正常使用。必要时，吸嘴外面可用微潮的(而非湿的)纸巾清洁。

3 噻托溴铵胶囊为吸入用胶囊，不能吞服，须在用前取出，如未使用的胶囊长时间暴露于空气中，请将其丢弃。

信必可都保怎么使用？需要注意什么？

信必可都保的使用方法

▶▶ 用药前，需要对吸入装置(都保)进行初始化。旋松并拔出瓶盖，确保红色旋柄在下方，将旋柄朝某一方向旋转到底，再向反方向旋转到底，该过程中可听到1次"咔哒"声；重复该步骤1次即完成初始化。

▶▶ 然后按以下步骤吸入药物：

(1)旋松并拔出瓶盖，确保红色旋柄在下方(如图1)。

(2)将旋柄朝某一方向旋转到底，再向其反方向旋转到底，即完成1次装药。过程中可听到1次"咔哒"声(如图2)。

(3)呼气，但不要对着吸嘴呼气。

(4)双唇完全包住吸嘴，用力且深长地吸气(如图3)。

(5)移开吸嘴，屏气约5秒，然后呼气。

(6)如需要多次吸入，重复以上步骤。

(7)旋紧盖子(如图4)。

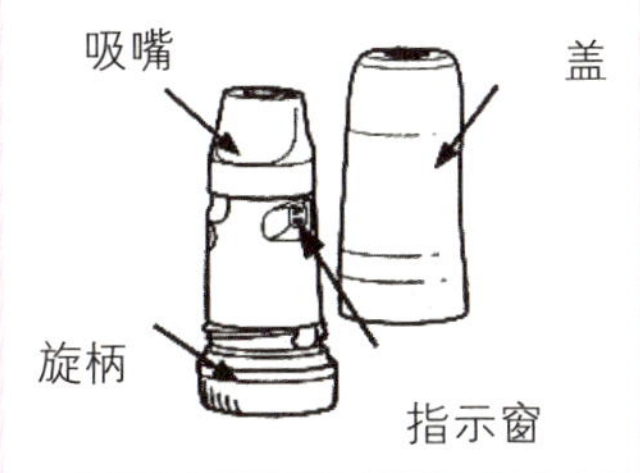

图1

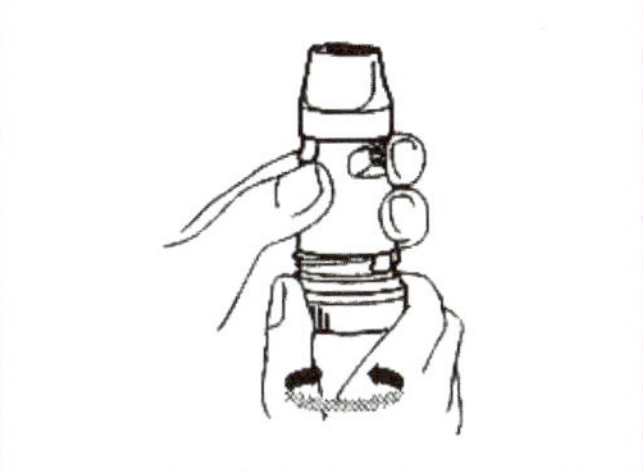
图2

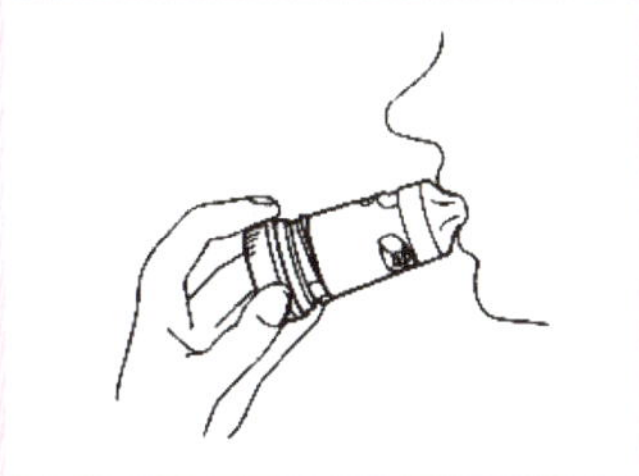
图3

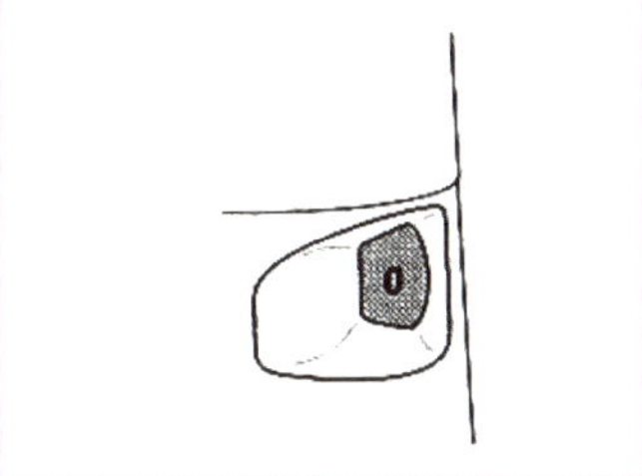

图4

使用信必可都保的注意事项

1 装药时应使都保保持垂直,并且将红色旋柄置于下方,否则装药剂量会不准确。

2 严禁对着吸嘴呼气。每次用完应旋紧盖子。请勿拆装都保装置的任何部分。

3 请定期(每周1次)用干纸巾擦拭吸嘴。严禁用水或液体擦洗吸嘴外部。

4 剂量指示窗提示吸入器中的剩余剂量,每20吸有一个数字标识。当红色记号“0”到达指示窗中部时(如图4),吸入器将不再给出正确的剂量,吸入器应被丢弃。摇动都保所听到的声音不是由药物产生的,而是由干燥剂产生的。

5 在每次吸药后，请用清水漱口，以降低出现真菌性口咽炎的可能性。

6 请避免让药物接触眼睛，如果不小心接触到，请立即用清水冲洗。若眼睛有持续刺激感或视力改变，请及时就诊。

舒利迭准纳器怎么使用？需要注意什么？

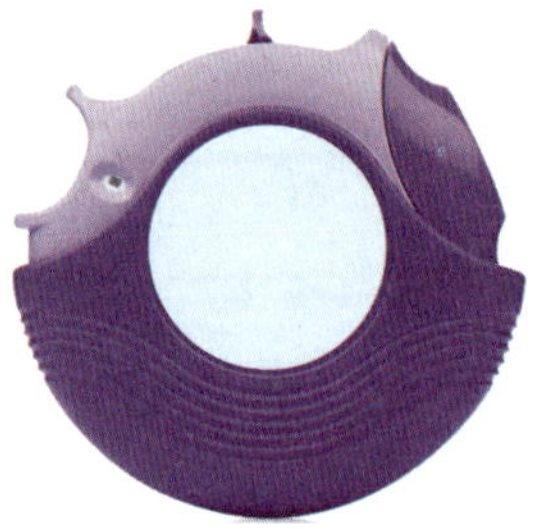

打开一个新的舒利迭准纳器时，准纳器处于关闭状态。一个新的准纳器应内含28个或60个剂量的药物。准纳器内缠绕一铝箔条，上边整齐排列着28个或60个装有药物的泡眼。每个泡眼的药物剂量应准确并保持清洁，无须养护也无须重新填充。剂量指示器显示剩余药量，数字≤5时显示为红色，提示剩余剂量已经不多。

简单来说，该药的使用方法分为4步：打开、推开、吸入、关闭。

打开	一手握住外壳，另一只手的拇指放在拇指柄上，向外推动拇指直至完全打开。
推开	握住准纳器使吸嘴朝向自己，向外推滑动杆直至发出“咔哒”声，表明准纳器已做好吸药的准备。
吸入	握住舒利迭，并使其远离口部。在保证平稳呼吸的前提下，尽量呼气。将吸嘴放入口中，由准纳器深深地平稳吸入药物。切勿从鼻吸入。吸到没有力气时将准纳器拿出。继续屏气约10秒，在没有不适的情况下尽量屏住呼吸，然后缓慢恢复呼吸。
关闭	将拇指放在拇指柄上，尽量快地向后拉。当关闭准纳器时，发出“咔哒”声表明成功关闭。滑动杆自动返回原有位置，并复位。准纳器可用于下一次药物的使用。

使用舒利迭的注意事项如下：

1 呼气时，切勿将气体呼入准纳器。注意保持准纳器的干燥。

2 药物使用后，请用清水深咽漱口3次，以降低出现真菌性口咽炎的可能性。

3 每次当滑动杆向后滑动时，即可使一吸药物准备好，不要随意拨动滑动杆，以免造成药物的浪费。只有在准备吸入药物时才可推动滑动杆。

4 不使用的时候保持关闭状态。

沙丁胺醇气雾剂怎么使用？注意事项有哪些？

沙丁胺醇气雾剂内的药物通过口腔被吸入肺。

操作步骤

1 轻轻挤压盖边，移开吸嘴的盖，如图1所示，手持气雾剂，用力摇匀，确保吸入器内的药物被充分混合。

2 轻轻地呼气，直至不再有空气可以从肺内呼出(图2)。

3 立即将吸嘴放入口内，并合上嘴唇咬住吸嘴。在开始通过口部深深地、缓慢地吸气后，马上按下药罐将本品释出(图3)。

4 吸到没有力气时，把装置拿出来，同时屏气10秒或在没有不适感觉的情况下尽量屏气(图4)，然后缓慢地呼气。

5 若需要多吸一剂量的药物，应等待至少1分钟再重新做第2~4步。

6 用后将盖子套回吸嘴上。

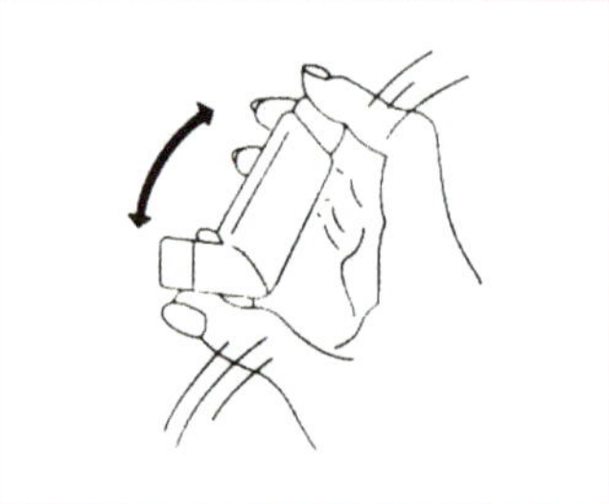

图1

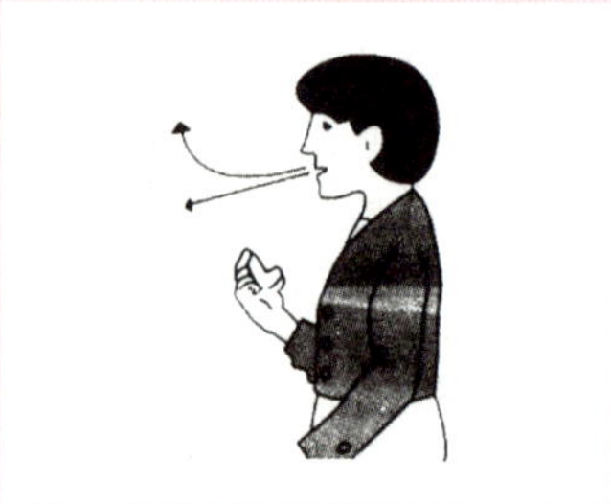

图2

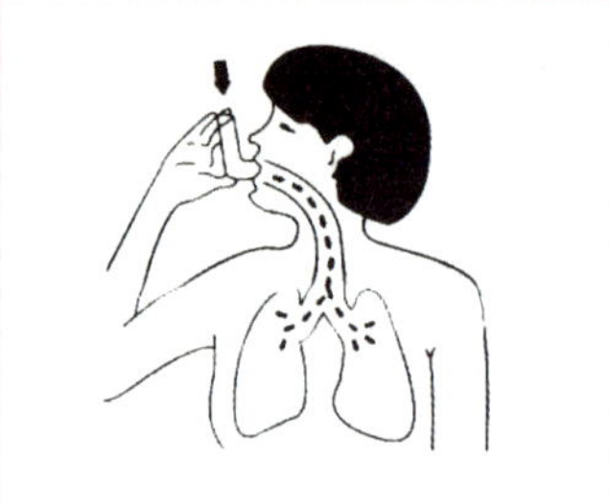

图3

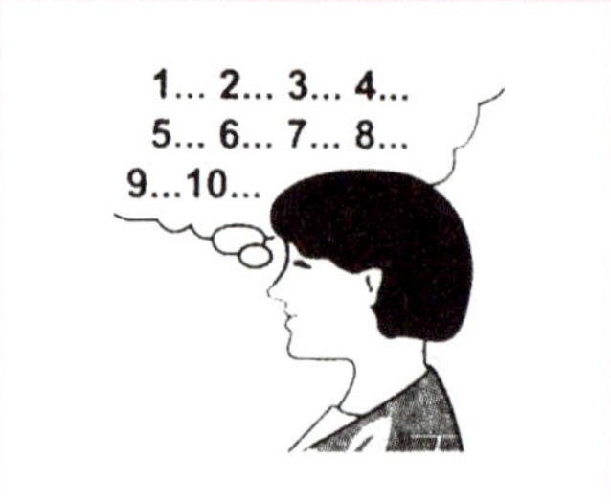

图4

注意事项

1. 气雾剂装置为压力装置，请避免受冻、受热、撞击或在瓶上戳刺，即使用完也请避免以上行为。

2. 在首次使用前或已超过1周未被使用时，应先向空气中试喷。

3. 建议至少每周清洗1次吸入器。把药罐拔出，用温水彻底冲洗吸入器，彻底晾干，然后把药罐放回原位。

4. 若有喷雾从气雾剂的上端或从口旁露出，表示吸入操作错误。如果出现此情况，必须从第2步开始重新进行整个过程。

5. 儿童在使用本品时可能需要协助。儿童及手部力气不足的患者，可用双手持气雾剂——两个食指在上，两个拇指在吸嘴下。

应用奥达特罗时会出现头晕吗？应注意什么？

奥达特罗是一种长效β_2受体激动剂，通过与β_2受体结合而发挥作用。β_2受体是G蛋白耦联受体家族的重要成员，在气道平滑肌细胞中有较高的密度。此类受体的激活会引起细胞内cAMP水平的增高，进而引起蛋白激酶A的活化，以及其他相关靶点的磷酸化，最终达到气管舒张的作用。奥达特罗的作用时间可维持12小时以上，每日1次，使用较小剂量即可产生24小时的支气管扩张作用，方便患者的使用，从而提高药效及患者的依从性，故成为目前主要的慢阻肺治疗药物。

相对于福莫特罗和沙美特罗，奥达特罗具有更高的β_2受体激动活性，对β_1受体只有部分激动作用，因此，在有效发挥支气管扩张作用的同时，可以减少对心血管的不良反应。奥达特罗即使β_2受体选择性较高，仍然偶尔会引起头晕的不良反应。头晕虽然令人感到不适，但不会危害生命，是可以控制的。为避免此不良反应带来的危害，患者应注意避免体位变化过快、过于剧烈。头晕发生时，应卧床休息，避免头部活动，不要过分紧张、害怕。如头晕较严重，伴恶心、呕吐频繁，应前往医院接受进一步检查治疗，必要时加用改善脑、脑干及耳内血液循环的药物。

吸入抗胆碱能药物后排尿困难怎么办？

排尿困难指排尿费力且有排不尽感，须增加腹压才能排出尿液，病情严重时，增加腹压也不能将膀胱内的尿液排出体外，导致尿潴留，表现为流尿不畅、排尿费力、尿线变细、射程变短、尿流中断及尿流滴沥等。

抗胆碱能吸入药物可抑制支气管平滑肌，缓解器官痉挛，是呼吸道疾病常用的一类药物。而其常伴有口干、心搏加快、排尿困难等不良反应，特别是既往存在前列腺肥大的老年男性患者，更易发生排尿困难。患者若出现严重的排尿困难，应考虑停用抗胆碱能药物。

如果患者在用药过程中出现排尿困难的不良反应，可采取以下方法。

诱导排尿法	利用条件反射诱导排尿，例如，让患者听流水声；用温水冲洗尿道周围以刺激周围神经感受器诱导排尿；按摩下腹部使肌肉松弛，促进排尿。使用诱导法失败者可将装有约60℃热水的热水袋放于患者的下腹部膀胱区，热水袋外包一层毛巾，避免烫伤，轻轻按摩，使肌肉放松，促进排尿。
药物治疗	用新斯的明0.5～1mg肌肉内注射，尿潴留症状可逐渐缓解。
导尿	对于上述两种方法均无效的患者，可使用导尿术解除尿潴留。导尿应当选择合适的型号，注意无菌操作，插入后应当缓慢放液，最后及时拔出以避免感染。

孟鲁司特钠可以长期使用吗？有什么不良反应？

孟鲁司特钠属于白三烯受体拮抗剂（LTRA），是治疗过敏性鼻炎的常用药物，也可用于2～4级哮喘患者（其他可选择控制治疗），用以减少气道炎症，控制症状，降低未来急性加重与肺功能下降的风险。

孟鲁司特钠上市使用后，有发生心悸、过敏、腹泻、消化不良、关节痛等不良反应的报告，而较为严重的应为焦虑、抑郁、自杀、幻觉等一系列精神系统不良反应。2020年3月4日，美国食品药品监督管理局（FDA）也因此发布了黑框警告，建议限制其用于过敏性鼻炎的治疗。过敏性鼻炎需要防、治结合，避免接触变应原。一线治疗药物是鼻用糖皮质激素，其他可选择的药物有口服抗组胺药物、肥大细胞膜稳定剂、减充血剂等，FDA建议严格限制使用孟鲁司特钠。而对于哮喘，应该认真遵循GINA及国内外指南，充分理解掌握其核心内容并灵活运用，对每一例患者制订个体化的治疗方案，根据患者的病情按需使用孟鲁司特钠。

肺栓塞使用抗凝药物后出血怎么办？

肺栓塞是由各种原因导致的栓子从深静脉随着血液循环经过右心，阻塞肺动脉系统的一组临床综合征的总称。抗凝治疗作为肺栓塞的基石疗法，贯穿于疾病治疗的每一个阶段，可以显著提高患者的生存率，降低血栓的复发风险。一般标准疗程至少为3个月，对于血栓危险因素一时难以去除的情况，抗凝时间可适当延长。

肺栓塞常用的抗凝药物包括肝素、低分子肝素、华法林和新型口服抗凝剂等。然而，在使用这些抗凝药物时，如果发生出血怎么办？药师的建议如下。

出血风险评估

出血是抗凝的潜在风险。牙龈出血、结膜出血、皮肤少量的出血点，或者尿中有红细胞等情况属于轻微出血，一般不需要停用抗凝药物；如果大小便明显出血或突然出现头痛、恶心、呕吐、头晕等严重不适，应尽快就医。

几种抗凝药物导致出血的处理方式

低分子肝素

低分子肝素在深静脉血栓和肺栓塞患者中的疗效和降低出血风险方面较普通肝素获益更多。其出血风险较小，如果出现严重出血，应立即停药，同时缓慢注射鱼精蛋白逆转抗凝作用。

如果皮下注射肝素出现瘀血或瘀斑，人体一般会自行吸收，无须特殊处理。

华法林

服用华法林期间如果发生出血事件，应立即停用华法林，检查血常规和凝血，并根据出血的严重程度，立即给予维生素K治疗，每次5~10mg，同时联合凝血酶原复合物或新鲜冰冻血浆快速逆转抗凝作用。

直接口服抗凝剂（DOAC）

直接口服抗凝剂直接抑制某一靶点产生抗凝作用，目前国内尚缺乏特异性拮抗剂，应用这类药物时，如果患者发生出血事件，应立即停药，同时给予凝血酶原复合物、新鲜冰冻血浆等。

■ 肺结核患者出现肝功能损害是否可以停药？

一线药物是指药效较好、使用频率较高的药物，常用抗结核药的一线治疗药物包括异烟肼、利福平、乙胺丁醇、链霉素、利福喷汀。抗结核药的二线治疗药物有莫西沙星、加替沙星、卡那霉素、左氧氟沙星等。两者主要的区别主要是疗效、不良反应、价格的不同。具体如下。

疗效	一线药物的疗效明显优于二线药物，一线药物大多为杀菌药物，只有乙胺丁醇是抑菌药物。
不良反应	一线药物的不良反应明显优于二线药物。所以一线药物从疗效和安全性上都优于二线药物，一般患者有一线药物的耐药性或者不能耐受一线药物时，才选择二线药物。
价格	一线药物的价格低于二线药物，所以抗结核治疗时首先选择一线药物。

抗结核药导致的肝功能损害程度不同，有些是一过性的转氨酶升高，严重的会出现肝衰竭甚至死亡。常见的肝功能损害有5种形式。

1 肝脏适宜性反应：反应轻微，一般无症状。

2 急性肝炎或肝细胞受损。

3 急性胆汁淤积性改变：胆汁淤积。

4 过敏反应导致的肝功能损害。

5 暴发性肝衰竭：进展快。

其中，一线药物中的异烟肼导致的肝功能损害与患者的个体差异有关，一般在用药3个月时出现。利福平可以干扰胆红素和葡萄糖醛酸，对肝功能损害较大。异烟肼和利福平合用会加重肝功能损害。吡嗪酰胺导致的肝功能损害与其剂量相关，肝功能损害常发生在用药3个月时。如果出现肝功能损害，可以采用间接给药的方式。二线药物中的对氨基水杨酸导致的肝功能损害与过敏反应有关。注射类的抗结核药导致的肝功能损害较小。

如果出现了肝功能损害，在应用抗结核药的过程中要注意监测肝功能，在用药之后的2周至2个月更要注意。

1 如果出现单纯的转氨酶轻度升高，可以选择对肝脏影响较小的药物，根据抗结核药梯度，可以从下往上用药，如注射类的抗结核药、异烟肼、乙胺丁醇、喹诺酮类药物，边观察、边治疗，注意监测指标，逐渐加用利福平、吡嗪酰胺等药物。

2 如果肝功能损害较严重，选择对肝功能无损害或损害较小的药物，如丁胺卡那、乙胺丁醇、喹诺酮、利奈唑胺等，同时加用保肝药。

3 如果发生肝衰竭，要及时停药。

对有高危因素的患者采用预防用药，在用药前两个月，每1~2周监测一次肝功能，两个月之后每个月监测一次；对于没有高危因素的患者，每个月监测一次肝功能。避免与其他损害肝功能的药物合用，避免饮酒。对于活动性肝炎患者，要同时联合保肝药。

结核患者服用异烟肼期间出现尿酸高可以服用碳酸氢钠吗？

异烟肼是一种具有杀菌作用的合成抗菌药，只针对分枝杆菌，尤其是生长繁殖期的细菌有效。口服后迅速自胃肠道吸收，食物和各种抗酸药物可干扰或延误吸收，经肝脏代谢后，有约70%经肾脏排泄。本品含有酰肼基。酰肼基结构不稳定，在酸或碱存在时，均可水解成烟酰基和肼，游离肼的存在使药物毒性增加。碳酸氢钠为碱性药物，临床可用于中和胃酸、碱化尿液、解救酸性药物中毒等。患者如服用碳酸氢钠，可导致异烟肼吸收减少，并可加速异烟肼经肾脏排泄的速度，故不建议患者在服用异烟肼期间服用碳酸氢钠，而应选用其他的药物替代治疗。

孕妇可以吃普通的抗感冒药吗?

孕妇属于特殊人群，此时药物的使用关系到孕妇的身心健康和胎儿的正常发育。基本上所有女性在妊娠期间都不希望自己患上感冒，因为目前很多抗感冒药都注明“孕妇慎用”。那么孕妇到底能不能用此类药物呢?

孕妇应避免或谨慎使用抗感冒药，因为大部分抗感冒药都是复方制剂，药物中的某些成分可能对胎儿造成危害。根据药物对胎儿的危害性，FDA颁布了危害等级标准(即A、B、C、D、X级)。

解热镇痛药

▶▶ **对乙酰氨基酚：**属苯胺类，对孕妇而言是最安全的退热药(FDA推荐B级用药)。

▶▶ **阿司匹林：**属水杨酸类，容易通过胎盘。致胎儿小、畸形，引起新生儿凝血酶原减少而出血，以及肝脏的解毒与排泄功能障碍，妊娠20周内用药可能增加流产风险。妊娠最后3个月大量用药可能导致妊娠期延长、胎儿心肺毒性(如动脉导管收缩或提前关闭)等，孕妇禁用(C级和D级)。

▶▶ **布洛芬：**非选择性COX抑制剂，可以通过胎盘，晚期用药可使妊娠期延长，引起难产及产程延长，孕妇禁用(B级和D级)。

▶▶ **双氯芬酸：**属灭酸化合物，能够通过胎盘，引起宫缩无力、胎儿动脉导管早闭或肾损害，孕妇禁用(B级和D级)。

▶▶ **吲哚美辛：**属吲哚类衍生物，能够通过胎盘，导致胎儿畸形或流产，孕妇禁用(B级和D级)。

鼻减充血剂

主要用于缓解普通感冒引起的鼻塞、流涕和打喷嚏等症状。伪麻黄碱是常用的鼻减充血剂。该药物可增加新生儿腹裂(腹壁有缺陷的闭合)的危险率,孕妇禁用(C级)。

抗组胺药

▶▶ **氯苯那敏:**第一代抗组胺药,服用后容易导致胎儿发育畸形、发育迟缓等,孕妇禁用。

▶▶ **苯海拉明:**第一代抗组胺药,能通过胎盘,导致胎儿先天畸形,孕妇禁用。

镇咳药

▶▶ **右美沙芬:**可影响胎儿早期发育,妊娠3个月以内的女性禁用(C级)。

祛痰药

▶▶ **愈创甘油醚:**能够通过胎盘,妊娠3个月以内的女性禁用(C级)。

▶▶ **氨溴索:**可以通过胎盘屏障,妊娠3个月以内的女性禁用,也不推荐妊娠3个月以上的女性使用(C级)。

抗病毒药

▶▶ **金刚烷胺:**可以通过胎盘,有致畸作用(C级)。

孕妇的安全用药关系着孕妇和新生儿的健康,因此在必须用药时,要遵循孕妇的用药原则,谨慎选择药物。

治疗普通感冒和止咳化痰的常用复方制剂的成分见表2和表3。

表2　治疗普通感冒的常用复方制剂成分、含量及特殊人群推荐用药

药物名称	解热镇痛药	鼻减充血药	镇咳药	抗组胺药	其他成分	老年人	孕妇	肝功能不全者	肾功能不全者	严重心脑血管疾病者	消化道溃疡或出血风险者	阿司匹林过敏者
泰诺感冒片	对乙酰氨基酚（325mg）	伪麻黄碱（30mg）	右美沙芬（15mg）	氯苯那敏（2mg）	/	✓	×	✓	✓	!	✓	!
日夜百服宁（日片）	对乙酰氨基酚（500mg）	伪麻黄碱（30mg）	右美沙芬（15mg）	/	/	✓	×	!	✓	!	✓	!
日夜百服宁（夜片）	对乙酰氨基酚（500mg）	伪麻黄碱（30mg）	右美沙芬（15mg）	氯苯那敏（2mg）	/	✓	×	!	✓	!	✓	!
白加黑（白片）	对乙酰氨基酚（325mg）	伪麻黄碱（30mg）	右美沙芬（15mg）	/	/	✓	×	✓	✓	!	✓	!
白加黑（黑片）	对乙酰氨基酚（325mg）	伪麻黄碱（30mg）	右美沙芬（15mg）	苯海拉明（25mg）	/	✓	×	✓	✓	!	✓	!
新康泰克（红装）	对乙酰氨基酚（500mg）	伪麻黄碱（30mg）	右美沙芬（15mg）	氯苯那敏（2mg）	/	✓	×	!	✓	!	✓	!
惠菲宁	/	伪麻黄碱（6mg/ml）	右美沙芬（2mg/mL）	氯苯那敏（0.4mg/mL）	/	✓	×	!	✓	!	✓	!
惠菲芬	布洛芬（20mg/mL；200mg/片）	伪麻黄碱(3mg/mL；30mg/片）	/	氯苯那敏（0.2mg/mL）	/	✓	×	✓	✓	!	!	×
感冒通	双氧芬酸（15mg）	/	/	氯苯那敏（2.5mg）	人工牛黄(10mg)	✓	×	!	✓	!	!	×
克感敏片	对乙酰氨基酚（126mg）+氨基比林（100mg）	/	/	氯苯那敏（2mg）	咖啡因（30mg）	✓	×	!	!	!	!	×

（待续）

表 2（续）

药物名称	解热镇痛药	鼻减充血药	镇咳药	抗组胺药	其他成分	老年人	孕妇	肝功能不全者	肾功能不全者	严重心脑血管疾病者	消化道溃疡或出血风险者	阿司匹林过敏者
快克	对乙酰氨基酚（250mg）	/	/	氯苯那敏（2mg）	咖啡因（15mg）+人工牛黄（10mg）+金刚烷胺（100mg）	✓	×	!	!	!	✓	!
速效伤风胶囊	对乙酰氨基酚（250mg）	/	/	氯苯那敏（2.5mg）	咖啡因（15mg）+人工牛黄（10mg）	✓	×	!	✓	!	✓	!

注：✓为可使用；!为慎用或减量使用；×为禁用。

表 3　止咳化痰的常用复方制剂成分、含量及特殊人群推荐用药

药物名称	镇咳药	化痰药	鼻减充血药	抗组胺药	其他成分	老年人	孕妇	肝功能不全者	肾功能不全者	严重心脑血管疾病者	消化道溃疡或出血风险者
复方磷酸可待因溶液（奥亭）	磷酸可待因（0.9mg/mL）	愈创甘油醚（20mg/mL）	盐酸麻黄碱（1mg/mL）	马来酸溴苯那敏（0.4mg/mL）	/	!	×	!	!	×	✓
美敏伪麻溶液（惠菲宁）	右美沙芬（1mg/mL）	/	盐酸伪麻黄碱（3mg/mL）	马来酸溴苯那敏（0.2mg/mL）	/	!	×	!	✓	!	✓
复方甲氧那明胶囊（阿斯美）	那可丁（7mg）	/	右美沙芬（15mg）	马来酸溴苯那敏（2mg）	盐酸甲氧那明（12.5mg）+氨茶碱（25mg）	!	×	!	✓	×	!
复方甘草口服液	甘草流浸膏+复方樟脑酊	愈创甘油醚	右美沙芬（15mg）	/	甘油等辅料	✓	×	✓	✓	!	!

注：✓为可使用；!为慎用或减量使用；×为禁用。

过敏性鼻炎老年患者如何安全用药?

过敏性鼻炎又称变应性鼻炎,是由IgE介导介质释放,并且有多种免疫活性细胞及细胞因子参与的鼻黏膜慢性炎症反应。主要表现为鼻塞、鼻痒、打喷嚏、流清涕等,呈季节性发作。

治疗过敏性鼻炎的药物主要有以下几类。

口服抗组胺药	常用的是第二代抗组胺药,包括氯雷他定、西替利嗪、左西替利嗪和地氯雷他定。此类药物起效迅速,口服1~2小时后起效,能够改善患者的鼻炎症状。
鼻内抗组胺药	鼻内抗组胺药是目前治疗过敏性鼻炎的一线治疗药物。鼻内制剂是靶向给药,可以针对鼻腔组织增加剂量,降低全身效果,起效迅速,平均起效时间为15~30分钟,常用的有氮卓斯汀和卡巴斯汀鼻喷雾剂等。
白三烯受体拮抗剂	常用药物为孟鲁司特钠,除用于过敏性鼻炎的早期症状外,更适合夜间症状。
鼻腔糖皮质激素	常用药物包括糠酸莫米松、丙酸氟替卡松鼻喷剂等。
肥大细胞膜稳定剂	常用药物包括色甘酸钠,通常在花粉传播前两周使用,起效慢,作用时间短。
鼻黏膜血管收缩药	此类药物可收缩鼻黏膜血管,促进鼻腔通畅,从而改善过敏性鼻炎患者的鼻塞症状,包括盐酸麻黄碱、盐酸伪麻黄碱、盐酸羟甲唑啉等。此类药物的使用时间一般不超过7天,长时间使用容易导致药物性鼻炎。

早期规律用药是治疗过敏性鼻炎的关键,高发季节前1~2周持续规律用药,直至高发期过后1~2周,可有效控制症状,减少复发。老年患者机体老化,肝、肾功能减退,药物在体内的代谢和排泄速度减慢,导致其对药物的敏感性和耐受性差,易产生药物的不良反应。因此,老年患者用药要遵循以下

两步原则。

▶▶ 第1步：全面评估老年患者的用药情况，详细评估患者的用药史，包括既往和现在的用药、过敏史，密切观察不良反应。

▶▶ 第2步：遵循老年患者的用药、选药原则，一般从年轻患者所用剂量的1/4开始，逐渐增加至1/3、1/2、2/3、3/4，注意个体差异，以达到最佳疗效。

■ 儿童服用药物是否可以碾碎后与饮料或者果汁一起服用？

药品可有目的地调节人的生理功能，合理使用药品可有效、安全、经济地防治和治愈疾病，如用药不合理，可引发各种不良反应。而对于儿童患者，因其生长发育具有连续性、渐进性、动态性和规律性，随着年龄的不断增长，其身体解剖结构、生理和生化功能等也都在不断发生着变化，所以其药动学和药效学特征与成年患者有一定的差异。将药品制成片剂、肠溶片、胶囊等不同的剂型并包衣（为药品加一层有色或无色保护膜），可使其在机体的不同部位释放并发挥药效，也可防止内容药对胃产生刺激。如果其剂型及包衣被破坏，就会降低药效，甚至使药物快速崩解而到达中毒量，危及患儿的生命。因此这种做法是不可行的。

饮料及果汁虽可掩盖药物的不良气味，但也可能使药物失去本该有的作用。比如，牛奶中含有丰富的钙、镁等微量元素，其和药物中某些成分结合，会形成不溶解的大分子，可能导致药物无法进入血液并发挥药效；再如，果汁中的酸性物质可能会和碱性药物发生化学中和反应，导致药物失效；另外，饮料及果汁中的糖分则会抑制某些药物的治疗效果，干扰矿物质和维生素的吸收，甚至还会与某些中药中的成分发生化学反应而产生有害物质。

■ "海淘"止咳药水治疗小儿咳嗽效果好吗？

不少家长对于孩子长期咳嗽感到无助。经常有家长到医院门诊去咨询"海淘"来的止咳药水是否适用于治疗他们的孩子。对于小儿咳嗽的治疗，应警惕以下误区。

误区 1

▶▶ **小儿咳嗽是小事,孩子抵抗力强,咳嗽一阵就会好。**

咳嗽是小儿非常常见的症状,然而多数咳嗽都是某些疾病的信号。小儿的呼吸系统发育很不成熟,有痰液的时候无法有效咳出,而将痰液滞留在呼吸道中,不仅加重了炎症和咳嗽,还容易使病菌扩散至肺内其他部位,加重病情或引发并发症。因此,小儿咳嗽时应该及时查清病因进行治疗。

误区 2

▶▶ **小儿咳嗽和成年人咳嗽相似,也可以用成年人的止咳药进行治疗。**

一些家长不了解用药之道及儿童与成年人用药的差别,误以为儿童也可服用成年人的药物,只要将用药量减半或适当减少即可,其实这种做法是非常有害的。儿童与成年人不仅体重不同,更有生理、病理方面的差别,如儿童由于肝、肾等脏器发育不完善,酶系统发育不完全,药物代谢能力差,很容易产生不良反应,因此应该选择专为儿童设计的药品。

误区 3

▶▶ **小儿咳嗽与鼻塞、流涕无关。**

鼻塞、流涕也是小儿咳嗽的主要原因。小儿鼻腔短小,鼻通道狭窄,鼻黏膜柔软,血管丰富,容易充血,从而易引起鼻塞、流涕,致使鼻分泌物倒流,刺激咽部和支气管黏膜,引起咳嗽。小儿咳嗽的病因较多,发病机制较复杂,及时治疗、有效护理十分必要。

年龄较大、体质较弱的老年患者可以服用止咳药吗?

咳嗽是一种机体的保护性防御反射。当呼吸道或其他有关气管感受到刺激(如炎症、异物)时,冲动传至延髓咳嗽中枢,再传出神经指挥效应器(吸气肌、咽肌等),引起咳嗽,以排出呼吸道内的分泌物或异物,保持呼吸道清洁和通畅。

止咳药能抑制咳嗽反射，根据其作用部位分为中枢性止咳药、末梢性止咳药和兼性止咳药。能直接抑制延髓中枢者称为中枢性止咳药，如可待因、右美沙芬等；能抑制咳嗽反射弧中的其他环节，如感受器、传入神经、传出神经或效应器，从而达到镇咳目的者称为末梢性止咳药，如甘草流浸膏、那可丁等；兼有中枢性和末梢性两种作用者称为兼性止咳药，如苯丙哌林、喷托维林等。

老年患者机体老化，肝、肾功能减退，使药物在体内的代谢和排泄速度减慢，导致其对药物的敏感性和耐受性差，易产生药物不良反应。因此，老年患者用药要遵循以下两步原则。

第 1 步

全面评估老年患者用药情况，详细评估患者的用药史，包括既往和现在的用药、过敏史，密切观察不良反应。

第 2 步

遵循老年患者的用药、选药原则，一般从年轻患者所用剂量的 1/4 开始，逐渐增加至 1/3、1/2、2/3、3/4，注意个体差异，以达到最佳疗效。

备孕人群使用利巴韦林应注意什么？

利巴韦林俗称"病毒唑"，是一种强效广谱抗病毒药物，属于合成核苷类药物。我国自主研制的利巴韦林在 20 世纪 80 年代上市，主要用于治疗呼吸道合胞病毒引起的病毒性肺炎和支气管炎、皮肤疱疹病毒感染等病毒性疾病。

利巴韦林的作用机制尚未完全明确，可能的机制是药物进入被病毒感染的细胞后，其代谢产物作为病毒合成酶的竞争性抑制剂，暂时阻止鸟氨酸合成途径，阻断病毒的复制和传播。

在抗病毒领域新秀迭出的时代，作为老药的利巴韦林仍在人类抗病毒的“战场”上发挥着重要的作用。但是，有患者咨询，备孕期间可以使用该药物吗？

根据FDA的妊娠药物分级，利巴韦林属于X级，有严重的致畸和杀胚作用。所以在日常应用过程中要关注其生殖毒性和可能造成溶血性贫血等安全问题。对于育龄期女性患者常规询问末次月经，同时提示患者6个月内避免妊娠。服用本品的男性和女性患者均应在治疗开始前、治疗期间和停药后至少6个月内采取避孕措施。

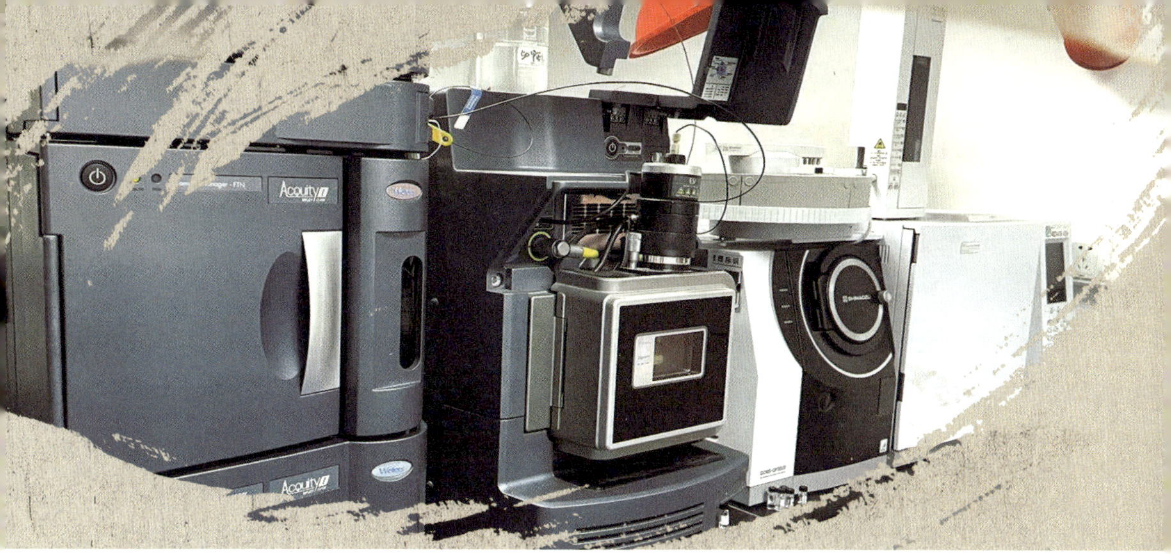

第五章 呼吸系统疾病患者保持健康生活方式的建议

哮喘患者应如何进行锻炼?

哮喘患者也应适当进行体育锻炼,想要正确地锻炼,应该遵循以下6个步骤。

第1步:

选择合适的运动项目。哮喘患者的体育运动可以多样化,最适合哮喘患者的运动是游泳,其次分别为划船、打太极拳、练功十八法、体操、羽毛球、散步、骑自行车和慢跑等。

第2步:

选择适合的环境。避免在寒冷干燥的地方锻炼,否则,运动后呼吸次数增加,会加重气道水分和热量的丢失,导致气道黏膜渗透压增加,气道内冷却,诱发支气管痉挛,因此应尽量选择在温暖湿润的环境中锻炼。

第3步:

做好充分的准备活动。哮喘患者应依据自身的身体条件,在运动前做好充分的热身活动,为适应即将开始的锻炼进行必要的准备。

第4步:

切忌活动量过大。运动时,如果运动量过大,易使心肺负荷过大,导致心率过快和肺过度通气，从而诱发哮喘或加重缺氧。

▶▶ 第5步：

避免急性发作期运动。在急性发作期，患者体内已处于缺氧状态，此时进行体育活动犹如雪上加霜，而积极治疗并充分休息是缓解缺氧的最好方法。

▶▶ 第6步：

运动前预防性用药。有严重运动性哮喘的患者应在运动前预防性吸入色甘酸钠和沙丁胺醇，吸入5~10分钟后，再进行活动，这样可以避免大多数运动性哮喘的发作。

慢阻肺患者如何进行呼吸训练？

缩唇呼吸

▶▶ 从鼻孔吸入空气，嘴唇紧闭，一边吸气一边默念1、2、3。

▶▶ 像吹口哨一样将双唇缩拢，慢慢呼气，并以相同的速度从1数到6。

腹式呼吸

▶▶ 用鼻孔吸气，吸气时最大限度向外扩张腹部，胸部保持不动。

▶▶ 用嘴呼气，呼气时最大限度向内收缩腹部，胸部保持不动。

慢阻肺患者吸烟有什么危害？一定要戒烟吗？

慢阻肺是一种以持续性气流受限为特征、可以预防和治疗的常见病。气流受限通常为进展性，与气道和肺对有毒颗粒或气体的慢性炎症反应增强相关。吸烟是导致慢阻肺最主要的危险因素，其可以加重气道炎症和气道重塑，使气道壁和肺实质发生慢性炎症及结构破坏。

在有害物质的刺激下，呼吸道炎症反复发作。慢性炎症是损伤小气道和肺泡的“变态杀手”。烟雾导致末梢气道内膜增厚，产生剥脱、色素沉着和纤维化等病理改变。烟雾还会刺激血管壁，使血管膨胀并产生黏液，同时减缓纤毛运动，导致烟雾和黏液滞留在肺中。

随着损伤程度逐渐加重，小气道越发狭窄，逐渐变得凹凸不平，管壁充血水肿，平滑肌萎缩断裂，纤维组织增生，阻碍气流出入，最终导致肺功能的整体下降。

香烟烟雾进入肺泡后，导致肺泡充气、回缩，气泡回缩能力减弱，引起肺泡破裂重合，变大的肺泡挤压周围的毛细血管，导致毛细血管变少，使氧气和二氧化碳与血液的交换变少，导致机体供氧减少。

香烟中的焦油、尼古丁、氢氰酸等有害物质会刺激呼吸道分泌大量的黏液，气管收缩变窄，气道阻力增加，气体呼出不顺，气道和肺泡也就因此受损。慢阻肺患者如果不想危害自身健康，早日戒烟很重要。

如何确定机体缺氧？如何进行科学氧疗？

食物、水、氧气是我们人类生存所需的三大基本元素，如果人没有食物大约能生存3周，如果没有水，生存的时间降为3天，而如果没有氧气，则只能存活3分钟。缺氧超过3分钟将会对大脑产生不可逆转的损害，导致头痛、头晕、四肢无力等症状。如果患者的血氧饱和度<92%，同时伴有心慌、气短、呼吸加快加重等症状，表明其可能缺氧；如果血氧饱和度<85%，同时伴有意识模糊，就应该及时拨打急救电话。

氧疗是指通过给患者吸氧，改善患者机体缺氧的状况，使大脑、心脏、肾脏等重要脏器功能得以维持的治疗方法。适合氧疗的患者有：慢性患者群体，如支气管哮喘、慢阻肺、高血压、心脑血管疾病患者等；免疫力低下人群，如老年人、孕妇等。

冬季气候干燥，细菌、病毒滋生，呼吸道疾病蔓延，导致慢阻肺患者摄氧困难。吸氧可增强免疫力，增加血管中血氧浓度，改善胸闷气短、头晕乏力等症状。

那么，如何进行科学氧疗呢？

当患者的血氧饱和度<90%或患者感到胸闷、喘憋时即可吸氧，有条件的患者可以购买一台制氧机在家进行氧疗，可以缓解肺微小血管的痉挛。

长期氧疗是治疗慢阻肺的有效手段。

进行氧疗时的用氧安全注意事项包括以下方面。

注意不要随意调整流速

长时间高流量吸氧会导致二氧化碳潴留，导致肺性脑病的发生，因此，在进行氧疗的过程中应严格按照医生的要求吸氧，不应随意调整氧流量。

注意氧气的湿化

把吸入的氧气进行湿化，可避免吸入的气体过干或过冷，减少干冷气体对气道的刺激，同时，每隔3天要更换湿化用水，防止因细菌滋生导致呼吸道感染。

关于“四防”

氧气是易燃易爆气体，用氧时一定要远离火源及易燃物。吸氧时应充分注意“四防”，即防火、防油、防热、防震。

科学佩戴口罩的方式、正确洗手的步骤是什么？

佩戴口罩是日常防疫的重点。

戴口罩

戴口罩前

清洁双手，分清口罩的正反面，将口罩的金属条鼻夹侧朝上，深色面朝外。

戴口罩时

根据自己的脸型，将折面充分展开，确保口罩完全遮住口鼻和下颌，捏紧鼻夹，尽量保证口罩和面部贴合，避免漏气。

戴口罩后

戴上口罩后必须进行气密性检查，双手捂住口罩呼气，若感觉有气体从鼻夹侧漏出，则需要重新调整头带、耳带的位置。

摘口罩

摘口罩时，先摘下一侧挂住耳部的挂绳，然后摘掉另外一侧的挂绳。

抓住挂绳反向折叠数次，用挂耳的皮筋勒住折叠后的口罩，把污染的口罩面严密包裹在里面，装入一个密封的塑料袋或信封后丢弃。

注意事项：一般每4~6小时更换一次，在跨地区公共交通工具上或医院等环境中使用过的口罩不建议重复使用，如果出现脏污、变形、损坏、异味，请及时更换。

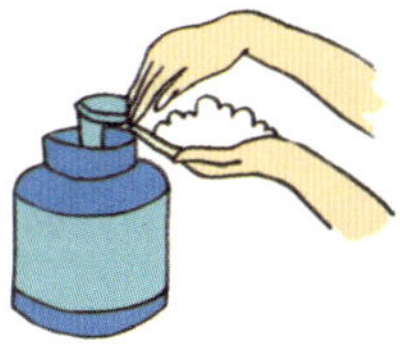

佩戴前洗手，保持手卫生

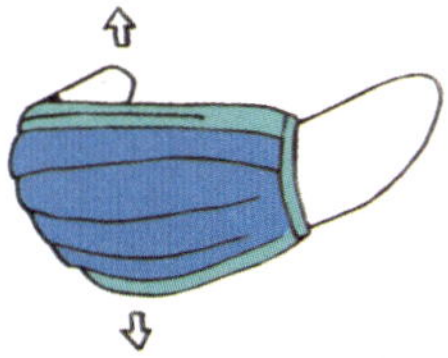

分清口罩的正、反面，保持深色面朝外、金属条鼻夹侧在上

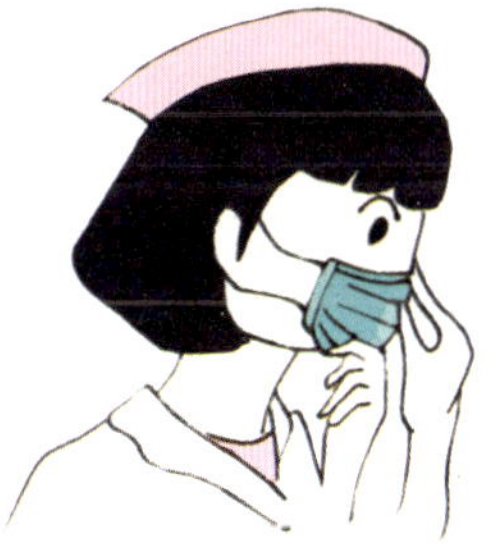

先将挂绳挂于双耳，再上下拉开褶皱

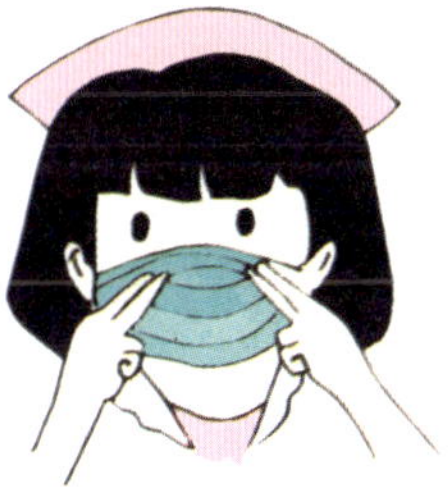

适当调整口罩，使口罩与面部紧密贴合，关键是全部遮盖口鼻处

七步洗手法

第1步：双手掌心对掌心，手指并拢相互揉搓。

第2步：双手掌心对掌心，手指交叉相互揉搓。

第3步：掌心对手背手指交错相互揉搓，然后两手交替。

第4步：双手互握，揉搓指背，然后双手交替。

第5步：指尖并拢在另一手掌中搓擦，然后两手交替。

第6步：拇指在另一手掌中转动揉搓，然后两手交替。

第7步：双手交替清洗手腕。

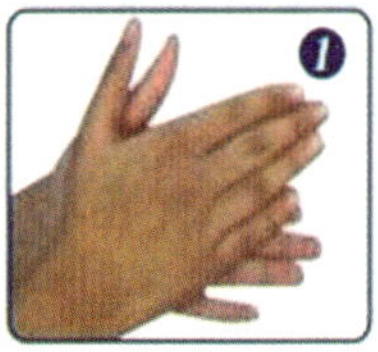

掌心搓掌心

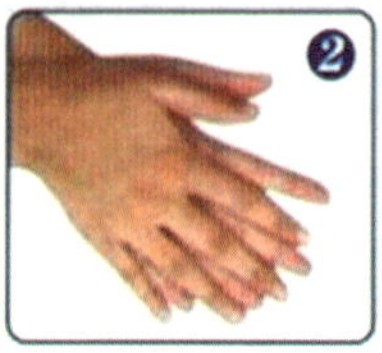

手指交叉，掌心搓掌心

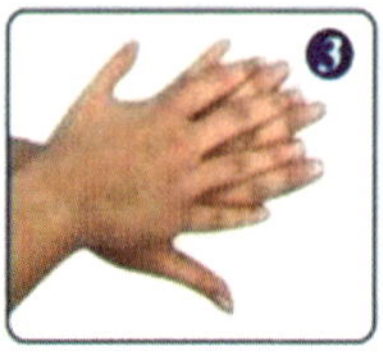

手指交错，掌心搓手背，两手交替

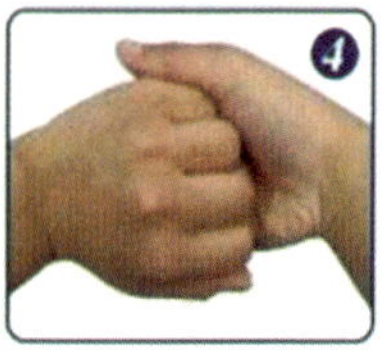

两手互握，互擦指背

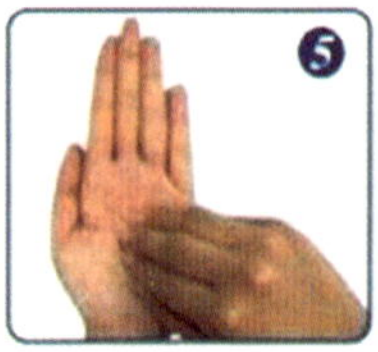

指尖并拢摩擦掌心，两手交替

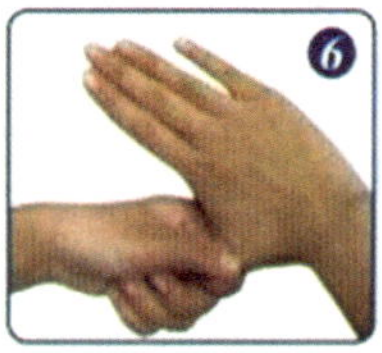

拇指在掌中转动，两手交替

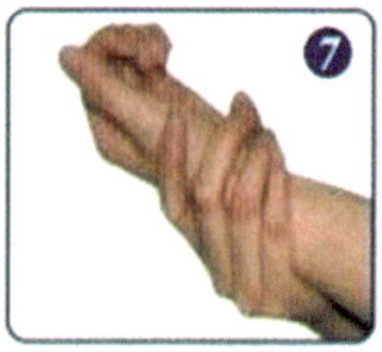

一手旋转揉搓另一手的腕部、前臂，直至肘部；两手交替进行

请注意：

(1)每步至少反复洗5次。

(2)尽可能使用专用的洗手液。

(3)洗手时应稍加用力。

(4)使用流动的清水。

(5)使用一次性纸巾或已消毒的毛巾擦手。

天气变冷时，慢阻肺患者如何自我防护？

慢阻肺的致病因素有接触刺激性烟雾、粉尘、有害气体（如二氧化硫、二氧化氮、氯气、臭氧）等慢性理化刺激。气候寒冷和环境温度剧变，以及尘埃、尘螨、细菌、寄生虫、花粉和化学气体等致敏物质，都可加重对支气管黏膜的损害，特别是对于因呼吸道和免疫功能减退、患病率较高的老年患者。冬季气候寒冷、干燥，慢阻肺患者要注意以下方面。

1 冬季是流感高峰期，要注意居住环境的每日通风，保持室内空气清新，加强戒烟意识，外出佩戴口罩，加强自身保护，避免病毒、细菌及有害气体影响呼吸道。

2 冬季早晚温差大，出门需要注意保暖，日常加强耐寒锻炼。入冬前应坚持用冷水洗鼻，每天2~3次，每次2~3分钟，也可以用冷水洗脸或自我按摩鼻部、迎香穴、风池穴，以加强血液循环，提高身体的抗寒能力。

3 合理的运动，如步行、慢跑、骑车、爬楼梯、游泳、打太极等，可以增加患者的活动耐力，减轻呼吸困难症状，运动量应由慢到快、由小到大缓慢增加。

4 注意生活规律，补充营养。合理膳食能够改善慢阻肺患者的代谢功能，增强身体抵抗力。慢阻肺患者应选择高热量、高蛋白、高维生素类的饮食，多吃蔬菜和水果，每日饮水1500mL以上，远离产气、刺激性食物。

5 坚持规律用药。

6 呼吸功能锻炼。慢阻肺患者因肺过度充气、营养不良、缺氧和肺部感染等，使呼吸负荷加重，导致呼吸肌疲劳，通过呼吸锻炼，如缩唇式呼吸锻炼和腹式呼吸锻炼，可改善呼吸肌的耐力。

支气管扩张患者如何进行日常排痰?

支气管扩张患者,由于支气管异常持久地扩张,同时伴有气道内纤毛的脱失、倒伏,导致排痰成为一个难题,往往需要采取一些措施辅助排痰。

支气管扩张患者常用的排痰方法主要有物理性排痰和化学性排痰。

物理性排痰

如果患者有自主排痰能力,尽量让患者自行排痰。

对于痰液不易排除的患者,可以用布地奈德或者支气管扩张药进行雾化,使痰液变得稀薄,容易排出。

也可选择机械排痰,即通过机械排痰仪给予高频的震动,通过振动使痰液从支气管脱落,再配合患者的咳嗽动作排出体外。

化学性排痰

可以口服化痰药,临床上常用的化痰药有盐酸氨溴索、乙酰半胱氨酸、羧甲司坦等,此类药物有助于使痰液变稀薄、易排出。排痰时可以由医护人员或家属为患者自下而上拍打背部,让痰液容易排出。注意每天在固定的时间排痰。

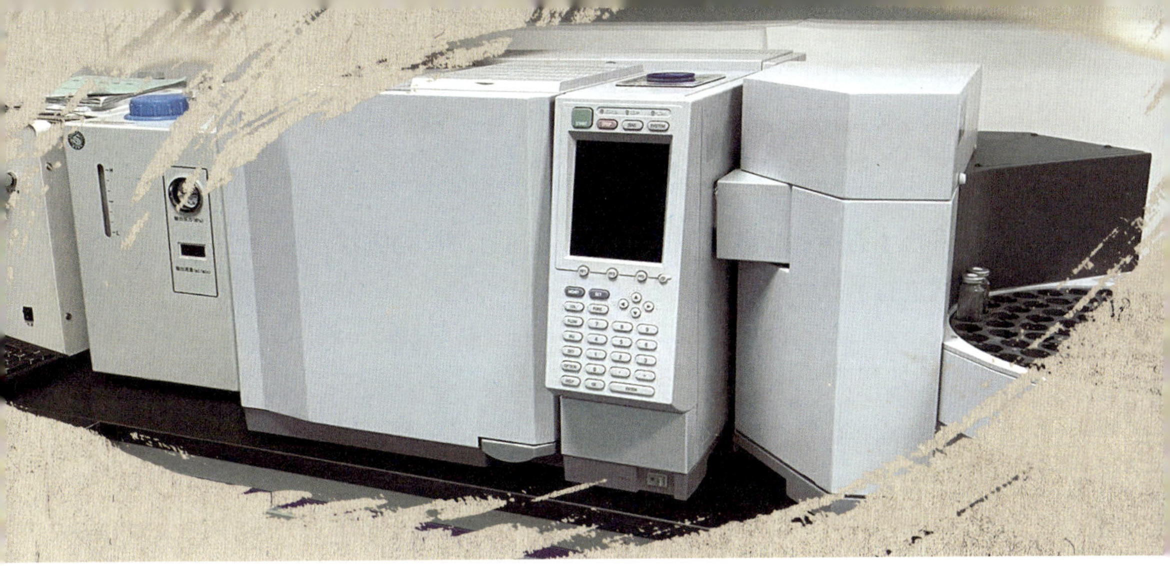

第六章　药师咳喘门诊介绍

咳喘门诊药师可以为患者提供什么服务?

服务内容包括收集患者信息、药物治疗评价、用药方案调整、制订药物治疗相关行动计划、患者教育和随访6个环节。

收集患者信息

需要收集的患者信息包括基本信息、个人史、生活习惯、患者关切的问题、特殊需求、病史、既往和当前用药史、药物不良反应史、用药依从性、免疫接种史、辅助检查结果等。

药物治疗评价

出诊药师应具备一定的临床思维能力,可从适应证、有效性、安全性、依从性等方面进行分析。用药分析时应基于循证证据但不局限于证据进行综合分析。重点关注患者的治疗需求,结合患者的个体情况、所患疾病、所用药物提出个体化建议。

用药方案调整

对于治疗效果不佳的特殊药物,可进行治疗药物监测或基因检测,帮助医生和患者进行治疗方案调整。药师可通过协议处方权、与相关医生沟通等方式进行治疗方案的调整。

制订药物治疗相关行动计划

药物治疗相关的行动计划包括用药建议、生活方式调整等范畴。

患者教育

对药品的适应、用法用量、注意事项、不良反应及生活方式调整等进行指导，因呼吸疾病的治疗多使用吸入制剂，故应对患者进行吸入制剂使用方法的培训，核实患者对药师建议的理解和接受程度。

随访

根据患者的情况制订随访计划，随访内容包括药物治疗目标评价、是否出现新的药物治疗相关问题、是否发生药物不良反应、用药依从性是否良好、跟踪检查结果等。

咳喘门诊药师与医生的关系是什么？

医生负责疾病的诊治，药师协助医生对患者的药物选择、用法用量的设定及使用方法进行精确的选择。

药师的作用

1

对门诊首次应用吸入制剂的患者进行用药指导，协助患者开展症状自评；协助医生对于院内哮喘及慢阻肺患者的教育管理；对正在使用且既往用过吸入制剂的患者进行吸入制剂使用方法再培训，评估效果。临床药师对哮喘和慢阻肺患者的诊治过程进行全程干预的诊疗模式，作为全程化临床药学服务的新模式，可为进一步建立慢病管理体系提供重要依据。

2 定期随访可以加强患者与医生的合作，增强患者控制哮喘的信心，消除其顾虑，嘱咐患者有问题早发现、早解决，保证哮喘防治计划的执行。此外，药师会妥善保管病历，提供准确的病史资料，以便医生能够准确全面地了解病情。药师还会为患者提供药物治疗管理服务，从诊断到患者用药的依从性，以及后期监护，为每例患者建立档案。

在药物咨询门诊同时开设咳喘门诊，为来院就诊的哮喘和慢病患者精准化提供吸入剂指导、临床症状评估等慢病管理工作，药师与医生共同优化慢病患者的治疗与管理，“是医院服务精细化、规范化的又一创新便民举措，同时也是医院深化药学改革发展，推进药学从‘药物供应型’向‘药学服务型’转变的重要抓手，最终目的也是更好地服务患者。”

服用咳喘药物的患者如何进行随访？

随访的目的为积极推行医院倡导的院前、院中、院后的一体化医疗服务模式，将医疗服务延伸至院后和家庭，使住院患者的院外康复和继续治疗得到科学、专业、便捷的技术服务和指导。

随访的具体实施方案包括以下几个方面。

1 建立出院患者信息登记档案，内容包括患者的姓名、年龄、住址、电话、门诊诊断、出院小结及随访情况表。

2 标注所有院外药物治疗、康复和定期复诊的情况。

3 了解患者出院后的治疗效果、病情变化和恢复情况，对患者进行如何用药、如何康复、何时回院复诊、病情变化后的处置等专业性指导。

4 根据患者的病情和治疗需要安排随访频率。对于病情复杂、药物存在不良反应的患者出院后应随时随访；慢性病患者出院 2~4 周内随访，其他患者每月随访 1 次。

临床药师参与咳喘门诊实例分享

李某，男，72 岁，身高 176cm，体重 75.3kg。患者于 10 年前开始出现反复咳嗽、咳痰，冬、春季节好发，1 年后出现活动后气促，未予重视。近日受凉后出现发热、黄脓痰、胸闷、气喘伴夜间阵咳，1 周前到医院就诊。

诊断：慢阻肺急性发作，急性上呼吸道感染。

医生开具处方：复方甲氧那明胶囊（每次 2 粒，每日 3 次）；丙卡特罗片（每次 50μg，每日 3 次）；罗红霉素缓释胶囊（0.3g，每日 1 次）。

患者坚持服用 3 日后症状改善不明显，并且出现恶心、呕吐、心慌和失眠症状，怀疑治疗药物无效且出现不良反应，间断服用，随后到呼吸药学门诊咨询。

药师与患者沟通后，进行的诊断步骤如下。

第 1 步：对患者的信息进行整理，了解患者目前最关切的问题是什么、正在服用的药物有哪些、药效不佳的原因是什么。

第 2 步：分析患者目前用药的相关性问题。

问题分析	相关问题	具体问题
适应证	药物治疗过度	无
	药物治疗不足	患者诊断为慢阻肺，根据慢阻肺指南建议给予长效 β_2 受体激动剂或长效抗胆碱能药物，但仅服用复方甲氧那明、丙卡特罗等支气管扩张剂，疾病未完全控制
有效性	无效药物	无
	药物剂量过低	无
安全性	药物不良反应	服药后出现恶心、呕吐、心慌、失眠等氨茶碱中毒症状
	药物剂量过高	无
依从性	患者用药依从性	出现药物不良反应，患者用药依从性降低；未接受吸入技巧的规范培训

第3步:制订给药方案。

(1)终止某些药物治疗

1)服药后出现恶心、呕吐、心慌和失眠等氨茶碱中毒症状,罗红霉素缓释胶囊和氨茶碱相互作用,导致氨茶碱血药浓度增加,出现毒性反应,停用罗红霉素。

2)患者患有慢阻肺,仅口服复方甲氧那明和丙卡特罗片,不能完全控制疾病,应停用丙卡特罗片。

(2)开始新的药物治疗

1)增加噻托溴铵粉吸入剂,每次18μg,每日1次,吸入。

2)增加莫西沙星,每次0.4g,每日1次,口服。

3)增加沙丁胺醇气雾剂,每日1~2次,必要时使用。

(3)增加患者依从性

1)更换药物,避免出现不良反应。

2)吸入技巧规范培训。

第4步:提供建议。

药师和医生针对患者的药物治疗建议进行沟通,向患者回复用药建议。

(1)吸入剂管理方面

1)建议患者仔细阅读用药指导单,坚持用药,不要擅自停药。

2)必要时加用沙丁胺醇气雾剂,但一日不超过8次。

3)观看教学视频,掌握吸入技巧,正确使用吸入剂。

(2)疾病管理方面

1)戒烟戒酒。

2)定期运动,建议每周3次,每次20~30分钟,运动内容包括散步或太极拳等。

3)坚持用药,1周后药学门诊随访,如症状加重,随时就医。